国医大师 图说

拔罐

◎ 李业甫 主编

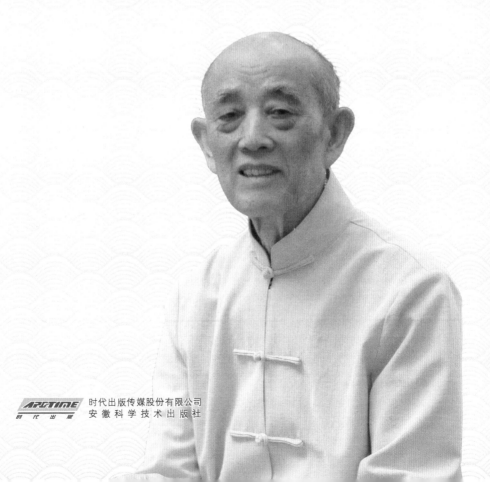

时代出版传媒股份有限公司
安徽科学技术出版社

图书在版编目(CIP)数据

国医大师图说拔罐 / 李业甫主编. --合肥:安徽科学
技术出版社,2020.9
ISBN 978-7-5337-7707-4

Ⅰ.①国… Ⅱ.①李… Ⅲ.①拔罐疗法-图解
Ⅳ.①R244.3-64

中国版本图书馆 CIP 数据核字(2018)第 242031 号

GUOYI DASHI TUSHUO BAGUAN
国 医 大 师 图 说 拔 罐   李业甫　主编

出 版 人:丁凌云　　　选题策划:王　宜　　　责任编辑:王　宜
文字编辑:王丽君　　　责任校对:张　枫　　　责任印制:梁东兵
装帧设计:深圳市金版文化发展股份有限公司
出版发行:时代出版传媒股份有限公司　　http://www.press-mart.com
　　　　　安徽科学技术出版社　　　　　　http://www.ahstp.net
　　　　　(合肥市政务文化新区翡翠路 1118 号出版传媒广场,邮编:230071)
　　　　　电话:(0551)63533330
印　　制:深圳市精彩印联合印务有限公司　　电话:(0755)26627879—801
(如发现印装质量问题,影响阅读,请与印刷厂商联系调换)

开本:710×1010　1/16　　　印张:15　　　字数:300 千
版次:2020 年 9 月第 1 版　　　2020 年 9 月第 1 次印刷

ISBN 978-7-5337-7707-4　　　　　　　　　　　定价:49.00 元

编委会

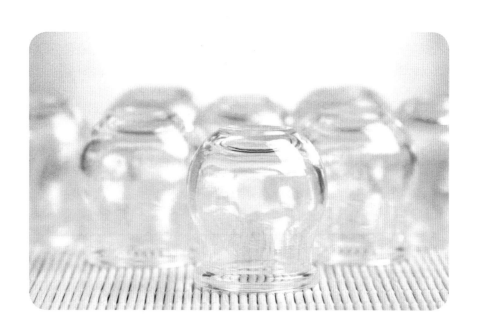

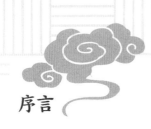

序言

　　随着时代的变迁，从古代用角法治疗外科病到现代运用拔罐疗法治疗内科、外科、妇科、儿科等多种病症，拔罐疗法的发展并没有停滞不前，其所带来的治疗效果不言而喻。

　　拔罐疗法由角法发展而来，因其传统性必然存在优势与劣势。由于刮痧、针灸等刺激使患者痛楚难忍且又费时，而拔罐疗法既可减轻患者疼痛，又可节省时间，因而更容易被患者所接受。不仅如此，拔罐疗法的简便易学、工具简单、适应证广泛、效果显著、安全可靠、经济实惠的特点，得到了广大人群众的认可。

　　然而人们仅了解拔罐的优势，对于如何运用拔罐疗法来治疗病症却是一愁莫展。本书从拔罐的基础、拔罐保健、拔罐治疗三个方面出发，在拔罐的基础部分介绍了拔罐的历史与发展、拔罐的原理、拔罐的手法、拔罐与经络的关系，再进一步介绍如何运用拔罐来进行保健，最后拔罐治疗病症部分详细介绍了近百种日常病症的拔罐治疗方法。

　　本书邀请了国医大师李业甫对书中拔罐保健法中的选穴和病症拔罐治疗中的随证加穴进行了点评与解析，让读者朋友们在选穴进行拔罐的时候不再困惑。本书采用易读易懂易学的图解模式配合国医名师的解析，使读者可以将文字与图片对照阅读，增强阅读的深刻性与丰富性。

　　由于受到篇幅的限制，书中对于运用拔罐疗法来治疗各种疾病不能一一详述，但我们仍希望读者朋友在阅读本书后能收获一些拔罐疗法的知识，或对拔罐疗法有新的认识，从而对拔罐疗法产生兴趣，乃至对中医养生、中医疗法产生兴趣，抑或通过学习到的拔罐疗法来缓解自身病痛，享受健康生活。此外，由于编者的阅历有限，书中难免存在不足或纰漏，欢迎读者朋友们指正，我们将虚心接受并改正。

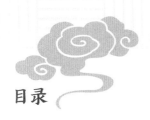

目录

第三章　拔罐养生保健法，强身健体添活力

第四章 内科病症拔罐，拔除恼人病痛

第五章　五官外科病症拔罐，颜面外观再添彩

第六章　骨伤科病症拔罐，舒筋展骨身硬朗

第七章 妇科男科病症拔罐，两性生活更自在

附录 人体经络穴位总图

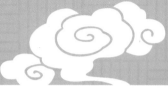

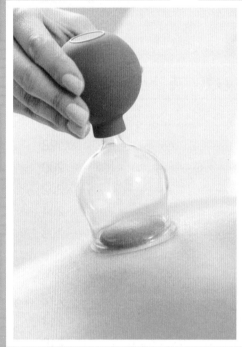

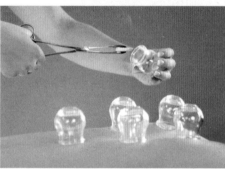

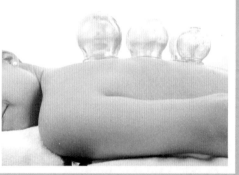

第一章

（拔）（罐）保健疗法基础知识，健康多一份保障

拔罐作为历史悠久的中医疗法之一，其独特而又操作简便的治疗方式深受许多中医爱好者及养生人士的喜爱。本章介绍拔罐的一些基础知识，如拔罐的简史、拔罐的中医理论原理、拔罐的现代医学原理及拔罐的常用手法、注意事项等。学习了拔罐的基础知识，在拔罐过程中可以游刃有余，波澜不惊，以达到更佳的医疗效果。

了解拔罐疗法的历史与发展

拔罐疗法，又称"火罐气""吸筒疗法"等，是以罐为工具，利用燃烧排除罐内空气，造成负压，使罐吸附于施术部位，产生温热刺激并造成瘀血现象的一种疗法。

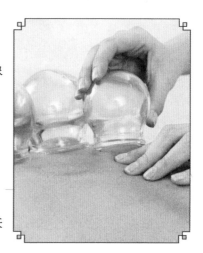

西汉（公元前202年～公元9年）

在湖南长沙马王堆汉墓中出土的《五十二病方》中，就有以兽角治疗疾病的记载。

东晋（317年～420年）

东晋医学家葛洪著的《肘后备急方》里，有关于角法的记载。

唐代（618年～907年）

唐代太医署将"角法"单列为一门学科，学制三年，从理论、操作和临床等方面形成比较完整的医学体系。

宋代（960年～1276年）

在宋代医书《苏沈良方》中，有用火罐治疗久咳的记载。

明代（1368年～1644年）

由明代医家陈实功编著的外科专著《外科正宗》中介绍有"煮竹筒法"。

清代（1616年～1911年）

清代著名医药学家赵学敏曾用拔罐疗法治疗风寒头痛、风痹、腹痛等症。

清代医学家吴谦在《医宗金鉴·外科心法诀要》中记载了拔罐配合中医、针刺等法治疗疾病的方法。

当代

新中国成立后，拔罐疗法取得了更大的发展，临床应用从比较单一的范围扩展到内科、外科、妇科、儿科、骨科、皮肤科、五官科等诸多分科。不仅如此，拔罐疗法还走出国门，受到了世界各国人民的喜爱。比如拔罐疗法在法国被称为"杯术"，在苏联被称为"瘀血疗法"。拔罐疗法已被越来越多的人所接受，被称作是21世纪的"自然疗法"。

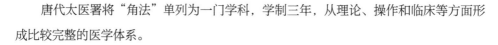

拔罐的常用工具汇总

很多人喜欢买来拔罐工具自己在家拔罐，方便随时保健身体。因此，选择合适的拔罐工具，是进行拔罐养生保健的重要前提。下面介绍一些常见的拔罐器具及介质，大家可根据自己的实际情况选择合适的拔罐工具及介质，在家轻松达到拔罐健体的目的。

常用罐具种类

玻璃罐

玻璃罐是目前家庭最常用的拔罐器具，各大医药商店的器械专柜均有出售。它是由玻璃加工制成，一般分为大、中、小三个型号。形状如球状，下端开口，小口大肚。其优点是罐口光滑，质地透明，使用时可观察到拔罐部位皮肤充血、瘀血程度，便于掌握情况；缺点是易摔碎损坏。

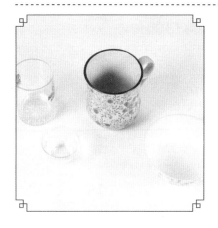

抽气罐

抽气罐常用青霉素、链霉素药瓶，将瓶底磨掉制成平滑的罐口，瓶口处的橡皮塞应保持完整，留作抽气用。医药商店的器械柜也有出售成品真空枪抽气罐，它是由有机玻璃或透明工程塑料制成，形如吊钟，上置活塞便于抽气。其优点是不用点火，不会烫伤，使用安全，可随意调节罐内负压，控制吸力，便于观察等。它是家庭最适用的拔罐工具。

挤气罐

挤气罐常见的有组合式和组装式两种。组合式是由玻璃喇叭筒的细头端套一橡皮球囊构成；组装式是由装有开关的橡皮囊和橡皮管与玻璃或透明塑料罐连接而成。其优点是不用点火，不会烫伤，使用安全，方法简便，罐口光滑，便于观察。

竹罐

竹罐用毛竹制成，长约10厘米，罐口直径分为5厘米、4厘米、3厘米三种。其优点是取材容易，制作简便，价格低廉，轻巧，不易摔碎，能吸收药液；缺点是容易燥裂漏气，吸附力不大。多用中药煎煮后做药罐。

角质罐

用牛角或羊角加工制成。截下牛角或羊角，取其中角质部分，将中间制成空筒，近端截断处边缘打磨平滑做罐口。其优点是吸附力强，易于操作，经久耐用，但不易消毒，而且不透明，不便于观察罐内情况。

橡胶罐

橡胶罐是用橡胶制成的，有多种形状和规格。其优点是不易破损，便于携带，不必点火，操作简单，患者可自行治疗。

电罐

电罐是在传统火罐的基础上发展而来的一种拔罐工具。其特点是使用安全，不易烫伤，温度和负压等可以自行控制。

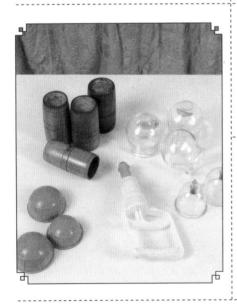

金属罐

多以铜、铁、铝制成，状如竹罐。其优点是不易摔碎，消毒便利。

陶罐

由陶土烧制而成，分为大、中、小三种型号，罐口平滑，中间略粗。其优点是吸力强；缺点是易摔碎，不易观察皮肤的变化。

煮药罐

把配制成的药物装入袋内，放入水中煮至适当浓度，再将竹罐投入药汁内煮10～15分钟。使用时按蒸汽罐法吸附于患处。此法多用于风湿等症。

常用药物处方如下：

（1）麻黄、蕲艾、羌活、独活、防风、秦艽、木瓜、川椒、生乌头、曼陀罗花、刘寄奴、乳香、没药各 6 克。

（2）川椒、桂枝、防风、当归、杜仲、牛膝、麻黄、桑寄生、川乌、红花各 30 克。

拔罐的辅助工具

燃料

酒精是拔罐过程中经常用到的燃料。拔罐时，一般要选用 75% ～ 95% 的酒精，如果身边没有酒精，可用度数稍高的白酒代替。

消毒用品

拔罐前要准备一些消毒清洁用品对器具和拔罐部位进行消毒，比如棉签、酒精及脱脂棉球。此外，拔罐时还可用来燃火、排气。

润滑剂

常用的润滑剂一般包括凡士林、植物油、石蜡油等。还有一些润滑剂是具有药用疗效的，如红花油、松节油、按摩乳等，具有活血止痛、消毒杀菌的功效。

针具

在拔罐治疗过程中，有时会用到针罐、刺血罐、抽气罐等用具，所以操作者还需要备用针具。其中，最常用的是三棱针和皮肤针。

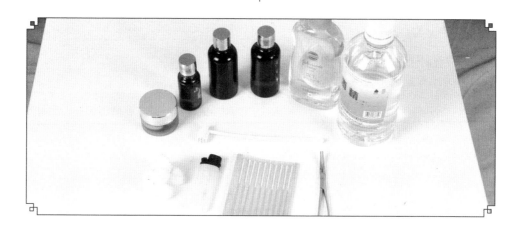

图解七种常用拔罐手法

单罐法

用于病变范围较小的病症或压痛点。可按病变或压痛的范围大小，选用适当口径的火罐。

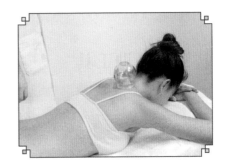

多罐法

用于病变范围较广的病症。可按病变部位的解剖形态，酌量吸拔数个乃至十几个罐。如某一肌束劳损时可按肌束的位置成行排列吸拔多个火罐。

多罐法又分为密排罐法、疏排罐法和散罐法三种。

密排罐法：罐具多而排列紧密的排罐法。这种方法多用于身体强壮的年轻人，或者病症反应强烈、发病广泛的患者。

疏排罐法：罐具少而排列稀疏的排罐法。这种方法多用于年老体衰者、儿童，或者病症模糊、耐受能力差的患者。

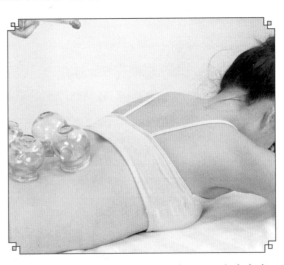

散罐法：罐具排列零星、分散的排罐法，又称星罐法。此法主要适用于一人患有多种疾病，或者虽只患有一种疾病，但又具有多种病症的患者。

留罐法

留罐法又称坐罐法，是指将罐吸附在应拔部位后留置一段时间的拔罐方法。此法是临床最常用的一种拔罐手法。留罐法主要用于以寒邪为主的疾患、脏腑病，如经络受邪（外邪）、气血瘀滞、外感表证、麻木、消化不良、神经衰弱、高血压等病症，用之均有良效。治疗实证用泻法，即用单罐口径大、吸拔力大的泻法，或用多罐密排、吸拔力大，吸气时拔罐、呼气时起罐的泻法。治疗虚证用补法，即用单罐口径小、吸拔力小的补法，或用多罐疏排、吸拔力小，呼气时拔罐、吸气时起罐的补法。留罐法可与走罐法配合使用，即先走罐，后留罐。

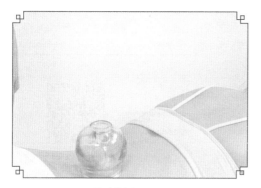

留罐法

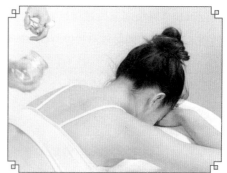

闪罐法

闪罐法

闪罐法是临床常用的一种拔罐手法，一般多用于皮肤不太平整、容易掉罐的部位。具体操作方法是用镊子或止血钳夹住蘸有适量酒精的棉球，点燃后送入罐底，立即抽出，将罐拔于施术部位，然后立即将罐起下，按上法再次吸附于施术部位，如此反复拔起多次至皮肤潮红为止。通过反复地吸、拔，使皮肤反复地紧、松，反复地充血、不充血、再充血，形成物理刺激，对神经和血管有一定的兴奋作用，可增加细胞的通透性，改善局部血液循环及营养供应，适用于治疗肌肉萎缩、局部皮肤麻木、酸痛或一些较虚弱的病症。采用闪火法操作时注意罐口应始终向下，棉球应送入罐底，棉球经过罐口时动作要快，避免罐口反复加热以致烫伤皮肤，操作者应随时掌握罐体温度。

走罐法

走罐法一般用于病变部位较大、肌肉丰厚而平整的部位，或者需要在一条或一段经脉上拔罐的情况。走罐法宜选用玻璃罐或陶瓷罐，罐口应平滑。操作前先在将要施术的部位涂上适量的润滑液，然后用闪火法将罐吸附于皮肤上，循着经络或需要拔罐的线路来回推罐，至皮肤出现瘀血为止。操作时应注意根据患者的病情和体质调整罐内的负压，以及走罐的快、慢、轻、重。罐内的负压不可过大，否则走罐时由于疼痛较剧烈，患者将无法接受；推罐时应轻轻推动罐的颈部后边，用力要均匀。走罐法对不同部位应采用不同的行罐方法：腰背部沿垂直方向上下推拉；胸胁部沿肋骨走向左右平行推拉；肩腹部采用罐具自转或在应拔部位旋转移动的方法；四肢部沿长轴方向来回推拉等。

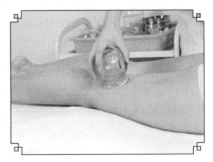

转罐法

转罐法是先用闪火法将罐吸附于皮肤上，然后手握罐体来回转动的方法。操作时手法宜轻柔，转罐宜平稳，防止掉罐。转动的角度要适中，角度过大患者不能耐受，过小无法达到刺激量。转罐法对穴位或皮肤能产生更大的牵拉刺激，加强了血液循环，增强了治疗效果。注意罐口应平滑，避免转动时划伤皮肤。

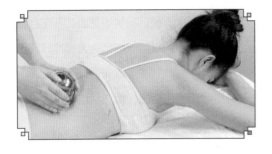

响罐法

响罐法是指在罐具吸定后，稍加推拉或旋转随即用力将罐具拔下，发出"啪"的响声的一种拔罐方法。如此反复吸拔，重复操作多次，以皮肤潮红或呈紫红色为度。此法与闪罐法功效相同，通常用小口径罐具在局部面积较小的部位施术。

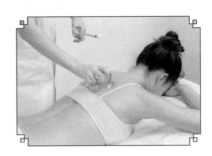

国医大师图说拔罐

拔罐的五种主要功效

拔罐是基于经络学说发展起来的一种中医传统疗法。拔罐疗法已有数千年历史，由于方便易行，适用于家庭保健，为治未病最佳方法之一，故能广泛流传于民间。近年来，随着医疗实践的不断发展，人们对于拔罐的功效也有了更深入的了解。

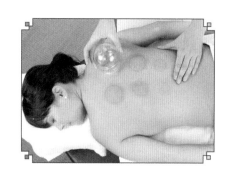

发汗解表

通过吸拔作用，使皮肤局部毛细血管充血扩张，疏通经络，达到祛风除湿、解表散寒、行气宽中的效果。

消肿止痛

拔罐疗法由于能祛除病邪，吸拔出有害物质，增强血液量，故可使邪祛而肿消、络通而痛止，从而达到了"消肿止痛"的目的。

行气活血

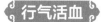

寒则气凝，瘀则气滞。气行则血行，气滞则血瘀。由于寒、气、血互为因果，从而容易形成气滞血瘀的病变。拔罐的"吸拔""温通"可使经络舒畅、气血调和，使气血运行畅通，从而达到行气活血的目的。

温经散寒

由于火罐吸附皮肤形成温热刺激，通过经络传导给相应的内脏器官组织，使体内寒邪得以排出体外，从而达到"温经散寒通络"的治疗效果。

拔毒排脓

拔罐疗法产生的负压吸力很强，治疗痈疖、疔疮等恶血瘀滞、邪毒郁结等有特效。

拔罐的作用理论

拔罐的作用理论

中医学认为，拔罐之所以可以祛病强身，总的来说是因为拔罐可以调节人体功能使之正常运行。比如，当人体的脏腑功能低弱时，就加强它们的功能；当人体的脏腑功能过于亢进时，就削弱它们的功能。具体来说，中医所认为的拔罐疗法作用机制的原理主要有以下几种：

平衡阴阳

中医学认为，在正常情况下，人体内各种组织处于一种有机协调的状态下，这种状态可以称为阴阳平衡。当这种平衡被打破时，人体就会产生疾病，即通常所说的"阴盛则阳病，阳盛则阴病"。所以，要想不生病，就要协调阴阳，使之重新达到相对平衡的状态。拔罐疗法之所以能够产生疗效，正是因为它通过吸拔经络穴位来增强某些脏器的功能，使人体内的阴阳得以重新达到平衡的状态。

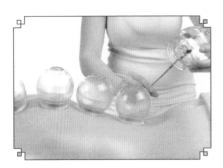

疏通经络气血

中医学认为，人体内存在着一个经络系统，它们纵横交错，遍布全身，将人体内外、脏腑等各个组织器官联系成一个有机整体，并借以运行周身气血营养全身。当经络系统中的某一部分遭到破坏时，整个系统就会受到影响，疾病因此产生。拔罐疗法正是在经络气血凝滞或空虚时，通过对经络穴位的吸拔作用，引导经络中的气血输布，使衰弱的脏腑器官得以亢奋，恢复其功能，从而赶走疾病。

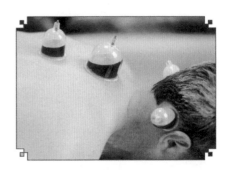

祛湿散寒

拔罐不仅有平衡人体阴阳、疏通经络气血的作用，还可以祛风散寒、祛湿除邪。如清代著名医药学家赵学敏在其著作《本草纲目拾遗》中指出，不用服药，只用火罐就可以治疗风寒头痛、风痹、腰痛等疾病。其作用原理是利用拔罐的吸力，将充斥在身体表面、经络穴位甚至是身体组织器官内部的风寒、瘀血、痰湿、脓血、热毒等外邪吸拔出来。这样，赶走了外邪，身体自然就会痊愈。

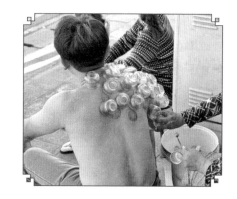

拔罐的现代医学作用理论

现代医学认为，拔罐疗法之所以可以治疗疾病，是因为它通过对皮肤表面的吸拔作用，对人体各部分器官产生了一定的刺激作用，从而改善了人体的新陈代谢和免疫能力。

物理刺激作用

拔罐时火罐吸拔在皮肤上，这种吸拔力可以使局部皮肤的毛细血管充血、破裂，破坏血管内的红细胞，使人体出现自身的溶血现象。吸拔力越大，这种溶血现象就越明显。除此以外，这种吸拔力可以通过皮肤感受器、血管感受器等对大脑皮质产生刺激作用，并使之兴奋或者抑制。实验表明，当用轻而缓的手法拔罐时，可使神经受到抑制；当用重而急的手法拔罐时，

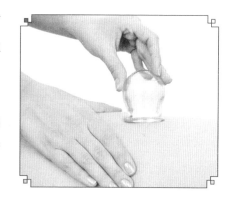

可使神经得以兴奋。因此，拔罐正是通过对吸拔力大小的调节和对吸拔部位的选择而调节整个人体的脏腑功能，并使之趋于平衡。

温热刺激作用

在拔罐过程中，火罐中的温热刺激可以使局部皮肤的血管扩张，并促进其血液循环，加速新陈代谢，改善局部组织的营养状态，增强器官组织的活力。这些都对治疗疾病有一定的作用和影响。

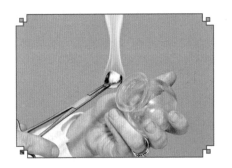

增强白细胞的吞噬能力

拔罐前后的实验表明，拔罐可以提高人体白细胞的吞噬能力。拔罐后白细胞略有增加，但增长数量并不明显，只是其吞噬细胞的功能大大提高了。这一点说明拔罐疗法可增强白细胞和网状内皮细胞的吞噬能力，从而增强人体的抗病能力。

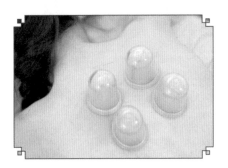

消炎功能

拔罐疗法可以引起人体神经体液的调节，可反射性地改变病变部位的血液循环和新陈代谢，促进病变组织的恢复和再生。火罐的吸拔力可使局部血液循环得到改善，迅速带走炎性渗出物和致痛因子，从而消除疼痛和肿胀。在吸拔火罐以后，局部的白细胞数量可轻微增多并且其吞噬能力也会得到很大提高，因此细菌和病毒会被迅速吞噬，所以会起到消炎的作用。

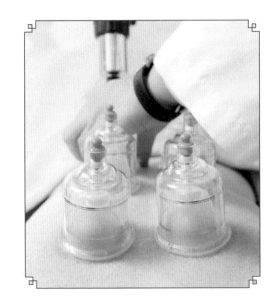

拔罐的适应证和禁忌证

拔罐疗法从古代发展至今，其治疗范围也从单一地用来治疗外科疾病，发展为现在内科、外科、妇科、儿科、皮肤科等疾病均可对症运用。拔罐疗法的治疗范围虽广泛，但仍有其局限性，有些疾病依然无法运用拔罐疗法来治疗。因此，当我们在进行拔罐时，要先了解拔罐的适应证和禁忌证。

适应证

1. 内科病症：感冒、咳嗽、哮喘、心悸、健忘、胃脘痛、呕吐、泄泻、便秘、腹痛、胃下垂、眩晕、胁痛、遗尿、遗精、阳痿、男性不育、风湿、暑湿、秋燥等。

2. 外科病症：丹毒、疔病、乳腺炎、脱肛等。

3. 骨科病症：落枕、颈椎病、腰椎间盘突出症、腰肌劳损、急性腰扭伤、肩周炎、肱骨外上髁炎、坐骨神经痛、肋软骨炎、肋间神经痛、类风湿关节炎等。

4. 妇科病症：经行先期、经行后期、经行先后无定期、月经过多、闭经、痛经、白带异常、妊娠呕吐、产后缺乳、产后腹痛、阴痒、不孕症、产后大便困难等。

5. 儿科病症：小儿发热、小儿呕吐、小儿泄泻、小儿厌食、小儿遗尿、腮腺炎等。

6. 皮肤科病症：带状疱疹、斑秃、湿疹、风疹、痤疮等。

7. 五官科病症：睑腺炎（麦粒肿）、流泪症、沙眼、目痒、目赤肿痛、目翳、远视、近视、视神经萎缩、鼻塞、咽喉肿痛、扁桃体炎、口疮、牙痛、下颌关节紊乱症等。

禁忌证

1. 皮肤传染病、皮肤严重过敏或皮肤破损溃烂。

2. 醉酒、过饥、过饱、过渴、过度疲劳。

3. 恶性肿瘤、重度心脏病、心力衰竭、活动性肺结核。

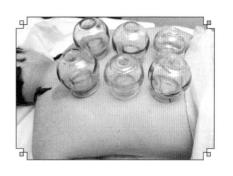

4. 紫癜、血小板减少症、白血病、血友病等凝血功能差、具有出血倾向的疾病。

5. 外伤、骨折、水肿、静脉曲张、大血管体表投影处。

6. 前后阴、乳头、肚脐、心脏搏动处、毛发多的地方。

拔罐的注意事项及重要细节

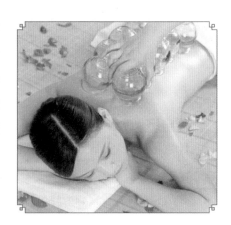

无论采用哪种治疗方法，在治疗的过程中都有需要注意的事项，拔罐疗法也不例外。当我们留心拔罐的注意事项并掌握一些重要的小细节时，我们会发现拔罐操作起来更方便，拔罐的作用也能得到最大限度的发挥，从而疗效也更佳。

1. 拔罐时，室内需保持 20℃以上的温度，最好在避风向阳处。

2. 患者以俯卧位为主，充分暴露施术部位。

3. 拔罐时的吸附力过大时，可按挤一侧罐口边缘的皮肤，稍放一点空气进入罐中。初次拔罐者或年老体弱者，宜用中、小号罐具。

4. 拔罐顺序应从上到下，罐的型号则应上小下大。

5. 病情轻或有感觉障碍者（如下肢麻木者）拔罐时间要短；病情重、病程长、病灶深及疼痛较剧者，拔罐时间可稍长，吸附力稍大。

6. 针刺或刺络拔罐时，若用火力排气，须待消毒部位酒精完全挥发后方可拔罐，否则易灼伤皮肤。

7. 留针拔罐时，要防止肌肉牵拉而造成弯针或折针，发现后要及时起罐，拔出针具。

8. 拔罐期间应密切观察患者的反应，若出现头晕、恶心、呕吐、面色苍白、出冷汗、四肢发凉等症状，甚至血压下降、呼吸困难等情况，应及时取下罐具，将患者仰卧平放，垫高头部，轻者可给予少量温开水，重者针刺人中、合谷等穴。必要时应就医治疗。

9. 拔罐时间过长或吸力过大而出现水疱时，可涂龙胆紫，覆盖纱布固定。如果水疱较大，可用注射器抽出疱内液体，然后用纱布覆盖固定。

10. 拔罐时间一般以 5~10 分钟为宜，根据症状和病变部位不同可适当延长留罐时间，如颜面部宜吸力小、时间短，背腰臀部吸力要适当大一些，留罐时间长一些，而胸腹部吸力要小一些，留罐时间要短一些。拔罐疗法是属于泻法，要掌握辨证施法为准。

观罐印晓健康状况

拔过罐的人都知道，拔罐过后身体上总会留下各种颜色的罐印，有的罐印是红色的，有的罐印是紫色的，有的罐印上出现水疱。这些不同的罐印代表着什么呢？

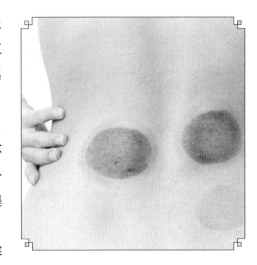

罐印紫黑发暗，一般表示体内有瘀血，如痛经、心脏供血不足等。若印记数日不退，常表示病程已久，治疗时间需稍长一些；若走罐时出现大面积黑紫印记，则提示风寒所犯，应对症处理，祛邪散寒。

罐印发紫并伴有斑块，一般表示有寒凝血瘀之证。

罐印为紫色散点，深浅不一，一般提示为气滞血瘀。

罐印发青并伴有斑块，一般表示疾病以虚证为主，兼有血瘀。若在肾俞处显现，则表示肾虚；若在脾俞处显现，则表示脾虚（气虚血瘀）。病变穴位处常伴有压痛。

罐印鲜红而艳，一般提示阴虚或气阴两虚。阴虚火旺或过敏体质属于风热证者也可出现此印记。罐印呈现鲜红散点，通常出现在大面积走罐后，并且不会高出皮肤。如果集中在某穴及其附近，则表示该穴所属脏腑存在病邪。

吸拔后没有罐印或者有但起罐后立即消失者，多表示病邪尚轻。当然，若起罐过早也会无罐印，最好多拔几次，以确认有无病证。

罐印灰白，触摸无温热感，多表示为虚寒、湿邪之证。

罐印表面有纹路并且微痒，表示风邪侵袭、湿证。

罐印出现水疱，表示体内湿气过重，若水疱内有血水，提示体内有热邪湿毒。

拔罐区出现水疱、水肿，显示体内水湿邪气过多，表示患有气病之证。

罐印深红、紫黑、丹痧，或者揉按有微痛并且身体发热者，表示患有热毒证；身体无发热者，表示患有瘀证。

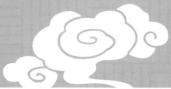
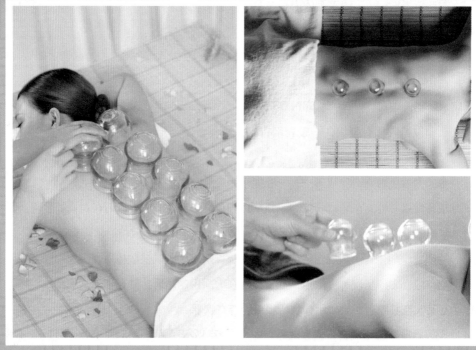

第二章

拔罐与经络之间不得不说的关系

拔罐疗法是一种基于经络穴位的中医疗法，因此，掌握一定的经络穴位知识，对于拔罐来说是很有必要的。本章主要介绍人体的经络系统组成，分别简述人体十二经脉的循行及主治，此外还介绍了穴位的知识及取穴技巧等。掌握这些经络穴位的知识，让你轻而易举地就能掌握拔罐疗法。

探秘人体的内部网络——经络系统

人体的经络系统由经脉和络脉组成，包括十二经脉、奇经八脉、十二经筋、十二经别、十二皮部、十五络脉，以及浮络、孙络等。

经络的作用

联络脏腑：人体中的经络系统是一个纵横交错、沟通内外、联系上下的整体，它沟通了人体中脏与脏、脏与腑、脏腑与五官之间的联系，从而使人体成为一个有机的整体。除此之外，人体中五脏六腑、四肢百骸以及皮肉筋骨等组织，之所以能保持一种相对的平衡，完成正常的生理活动，也是依靠经络系统的联络沟通而完成的。

运行气血：经络还是人体气血运行的通道，气血只有通过经络系统才能被输送到周身。气血是人体生命活动的物质基础，其作用是濡润全身脏腑组织器官，使人体完成正常的生理功能。

经络的应用

表明病理的变化：经络系统既是联络人体内外的通道，又是病邪传入的途径。当人体在患有某些疾病时，常会在其经络循行线上出现明显的压痛、结节或条索状的反应物，这些部位的皮肤色泽、形态、温度等也都会发生一定的变化。通过对这些变化的观察，就可以推断疾病的病理变化。

指导辨证：因为经络都有固定的循行路线以及所络属的脏腑和组织器官，所以根据体表部位发生的病理变化，就可以推断疾病的经脉和病位所在。

游走于身体的主流——十二经脉

十二经脉也被称为"十二正经"，是人体经络系统的主体。"内为阴，外为阳"，阴阳理论贯穿于整个中医理论，经络系统亦以阴、阳来命名。其分布于肢体内侧面的经脉为阴经，分布于肢体外侧面的经脉为阳经。一阴一阳衍化为三阴三阳，相互之间具有相对应的表里相合关系，即肢体内侧面的前、中、后，分别称为太阴、厥阴、少阴；肢体外侧面的前、中、后分别称为阳明、少阳、太阳。

脏为阴，腑为阳：内脏"藏精气而不泻"者为脏，为阴，"传化物而不藏"者称腑，为阳。每一阴经分别隶属于一脏，每一阳经分别隶属于一腑，各经都以脏腑命名。

十二经脉的循行走向规律

十二经脉纵贯全身，它在体表呈左右对称地分布于头面、躯干和四肢。六条阳经分别位于人体四肢的外侧和头面、躯干部。六条阴经则分别位于人体四肢的内侧和胸腹部。十二经脉在四肢的分布规律是：阳经在外侧，阳明在前，少阳在中，太阳在后；阴经在内侧，太阴在前，厥阴在中，少阴在后。但足厥阴肝经在足大趾至内踝上8寸一段走于足太阴脾经之前，至内踝上8寸以上才走到中间。十二经脉在躯干部的分布规律是：足少阴肾经在胸中线旁开2寸，腹中线旁开0.5寸处；足太阴脾经行于胸中线旁开6寸，腹中线旁

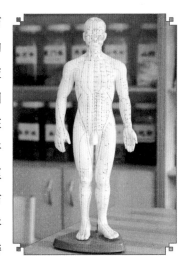

开4寸处；足厥阴肝经循行规律性不强；足阳明胃经分布于胸中线旁开4寸，腹中线旁开2寸处；足太阳膀胱经行于背部，分别于背正中线旁开1.5寸和3寸处；足少阳胆经则分布于人体侧面。

手三阴经循行的起点是从胸部开始，经臑（上臂内侧肌肉）臂走向手指端；手三阳经从手指端循臂指（经穴名）而上行于头面部；足三阳经，从头面部下行，经躯干和下肢而止于足趾间；足三阴经脉，从足趾间上行而止于胸腹部。即"手之三阴，从胸走手；手之三阳，从手走头；足之三阳，从头走足；足之三阴，从足走腹。"

十二经脉的交接规律

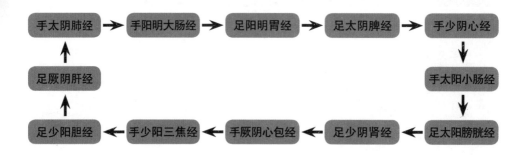

手太阴肺经 → 手阳明大肠经 → 足阳明胃经 → 足太阴脾经 → 手少阴心经

足厥阴肝经 ← 足少阳胆经 ← 手少阳三焦经 ← 手厥阴心包经 ← 足少阴肾经 ← 足太阳膀胱经 ← 手太阳小肠经

十二经脉的表里关系

　　手足三阴、三阳十二经脉，通过经别和别络相互沟通，组成六对"表里相合"关系，即"足太阳与少阴为表里，少阳与厥阴为表里，阳明与太阴为表里，是足之阴阳也。手太阳与少阴为表里，少阳与心主（手厥阴心包经）为表里，阳明与太阴为表里，是手之阴阳也。"

　　相为表里的两经，分别循行于四肢内外侧的相对位置，并在四肢末端交接；又分别络属于相为表里的脏腑，从而构成了脏腑阴阳表里相合关系。十二经脉的表里关系，不仅由于相互表里的两经的衔接而加强了联系，而且由于相互络属于同一脏腑，因而使互为表里的一脏一腑在生理功能上互相配合，在病理上可相互影响。在治疗上，相互表里的两经的腧穴经常交叉。

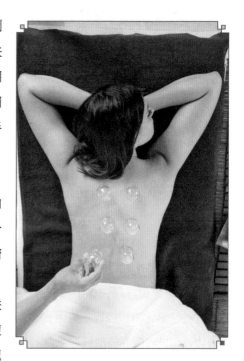

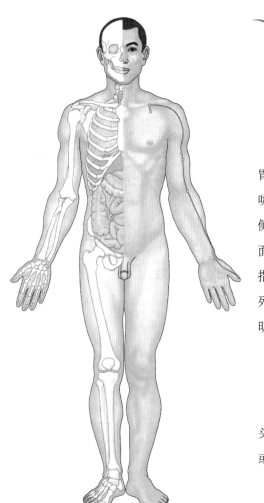

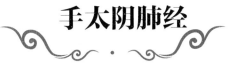

手太阴肺经

经脉循行

起于中焦，向下联络大肠，回绕胃口过膈，属于肺脏，从肺系（肺与喉咙相联系的部位）横行出来，沿上臂内侧下行，行于手少阴经和手厥阴经的前面，经肘窝入寸口，沿鱼际边缘，出拇指内侧端（少商）。手腕后方支脉，从列缺处分出，走向食指内侧端，与手阳明大肠经相接。

主治病症

咳嗽、气喘、气短、咳血、咽痛、头痛、项强、外感伤风及循环部位痛麻或活动受限等。

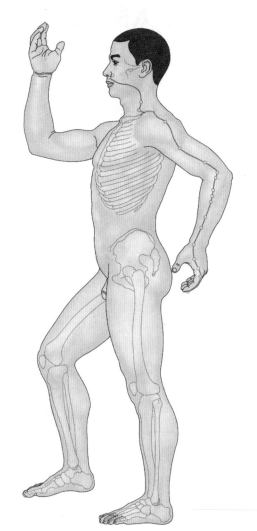

手阳明大肠经

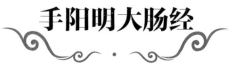

经脉循行

起于食指末端（商阳），沿食指内（桡）侧向上，通过一、二掌骨之间（合谷）向上进入两筋（拇长伸肌健与拇短伸肌腱）之间的凹陷处，沿前臂前方，并肘部外侧，再沿上臂外侧前缘，上走肩端（肩髃），沿肩峰前缘向上出于颈椎（大椎），再向下入缺盆（锁骨上窝）部，联络肺脏，通过横膈，属于大肠。缺盆部支脉：上走颈部，通过面颊，进入下齿龈，回绕至上唇，交叉于人中，左脉向右，右脉向左，分布在鼻孔两侧（迎香），与足阳明胃经相接。

主治病症

腹痛、肠鸣、泄泻、便秘、咽喉肿痛、齿痛等头面、五官及经脉循行部位的其他病症。

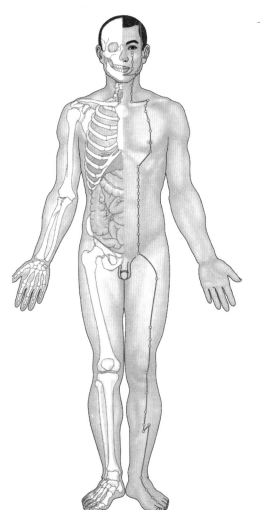

足阳明胃经

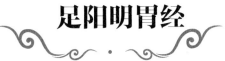

经脉循行

　　起于鼻翼两侧（迎香），上行到鼻根部与足太阳经交会，向下沿鼻外侧进入上齿龈内，回出环绕口唇，向下交会于颏唇沟承浆处，再向后沿口腮后下方，出于下颌大迎处，沿下颌角颊车，上行耳前，经上关，沿发际，到达前额（前庭）。面部支脉：从大迎前下走人迎，沿着喉咙，进入缺盆部，向下过膈，属于胃，联络脾脏。支脉还包括缺盆部直行的脉、胃下口部支脉、颈部支脉和足跗部支脉。

主治病症

　　肠鸣、腹胀、水肿、胃痛、呕吐、口渴、咽喉肿痛、鼻衄、胸部及膝髌等本经循行部位疼痛、热病、发狂等。

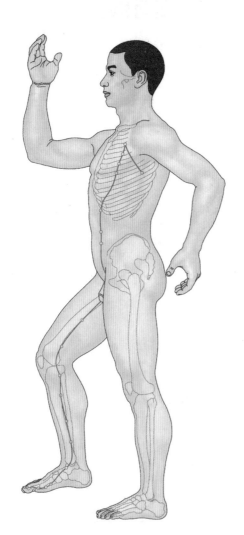

足太阴脾经

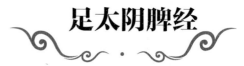

经脉循行

　　起于足大趾末端（隐白），沿着大趾内侧赤白肉际，经第一跖趾关节向上行至内踝前，上行腿肚，交出足厥阴经的前面，经膝股部内侧前缘，进入腹部，属脾络胃，过膈上行，挟咽旁系舌根，散舌下。胃部支脉：过膈流注于心中，与心经相接。

主治病症

　　胃脘痛、食则呕、嗳气、腹胀便溏、黄疸、身重无力、舌根强痛、下肢内侧肿胀、厥冷等病，妇科，前阴病及经脉循行部位的其他病症。

手少阴心经

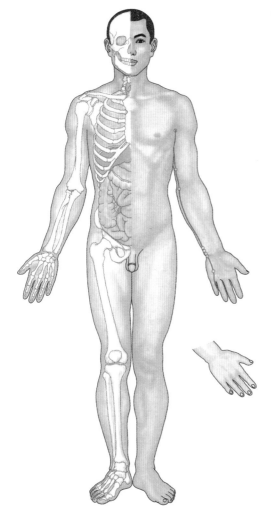

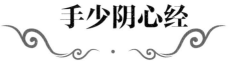

经脉循行

　　起于心中，出属心系（心与其他脏器相连的部位），过膈，联络小肠。心系向上的支脉：挟咽喉上行，连系于目系（眼球连系于脑的部位）。心系直行的脉：上行于肺部，再向下出于腋窝部（极泉），沿上臂内侧后缘，行于手太阴和手厥阴经的后面，至掌后豌豆骨部入掌内，沿小指内侧至末端（少冲），交于手太阳小肠经。

主治病症

　　心痛、咽干、口渴、目黄、胁痛、上臂内侧痛、手心发热等心、胸、神志病及经脉循行部位的其他病症。

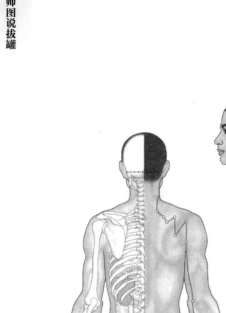

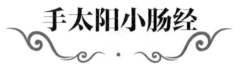

手太阳小肠经

经脉循行

起于手小指外侧端（少泽），沿手背外侧至腕部，直上沿前臂外侧后缘，经尺骨鹰嘴与肱骨内上髁之间，出于肩关节，绕行肩胛部，交于大椎（督脉），向下入缺盆部，联络心脏，沿食管过膈达胃，属于小肠。缺盆部支脉：沿颈部上达面颊，至目外眦，转入耳中（听宫）。颊部支脉：上行目眶下，抵于鼻旁，至目内眦（睛明），交于足太阳膀胱经。

主治病症

少腹痛、腰脊痛引睾丸、耳聋、目黄、颊肿、咽喉肿痛、肩臂外侧后缘痛等头、项、耳、目、喉咽病，热病，神志病及经脉循行部位的其他病症。

足太阳膀胱经

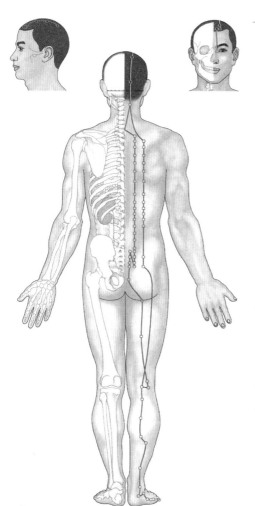

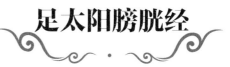

经脉循行

起于目内眦，上额交会于巅顶（百会）。巅顶部支脉：从头顶到颞颥部。巅顶部直行的脉：从头顶入里联络于脑，回出分开下行项后，沿肩胛部内侧，挟脊柱，到达腰部，从脊旁肌肉进入体腔，联络肾脏，属于膀胱。腰部支脉：向下通过臀部，进入腘窝内。后项部支脉：通过肩胛骨内缘直下，经过臀部下行，沿大腿后外侧与腰部下来的支脉会合于腘窝中。从此向下，出于外踝后，沿第五跖骨粗隆，至小趾外侧端（至阴），与足少阴经相接。

主治病症

小便不通，遗尿，癫狂，疟疾，目痛，见风流泪，鼻塞多涕，鼻衄，头痛，项、背、臀部及下肢循行部位痛麻等。

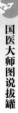
足少阴肾经

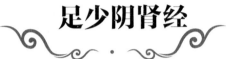

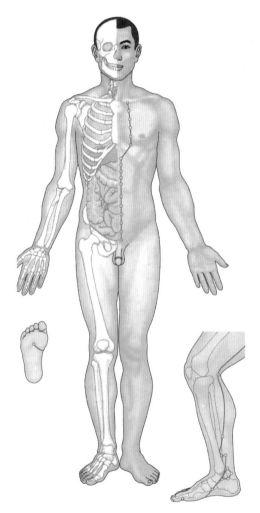

经脉循行

　　起于足小趾之下，斜向足心（涌泉）出于舟骨粗隆下，沿内踝后向上行于腿肚内侧，经股内后缘，通过脊住（长强）属于肾脏，联络膀胱。肾脏部直行脉：从肾向上通过肝和横膈，进入肺中，沿着喉咙，挟于舌根部。肺部支脉：从肺部出来，络心，流注于胸中，与手厥阴心包经相接。

主治病症

　　咳血、气喘、舌干、咽喉肿痛、水肿、大便秘结、泄泻、腰痛、脊股内后侧痛，以及痿弱无力、足心热等症。

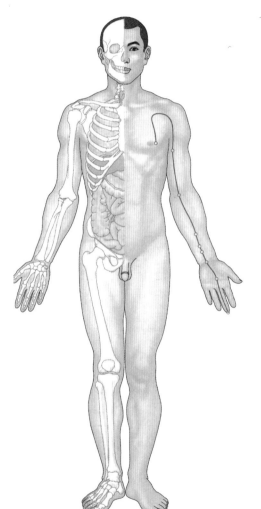

手厥阴心包经

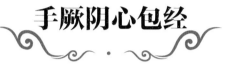

经脉循行

起于胸中，出属心包络，向下通膈，从胸至腹依次联络上、中、下三焦。胸部支脉：沿胸中，出于胁肋至腋下（天地），上行至腋窝中，沿上臂内侧行于手太阴和手少阴经之间，经肘窝下行于前臂中间进入掌中，沿中指到指端（中冲）。掌中支脉：从劳宫分出，沿无名指到指端（关冲），与手少阳三焦经相接。

主治病症

心痛、胸闷、心惊、心烦、癫狂、腋肿、肘臂挛痛、掌心发热等。

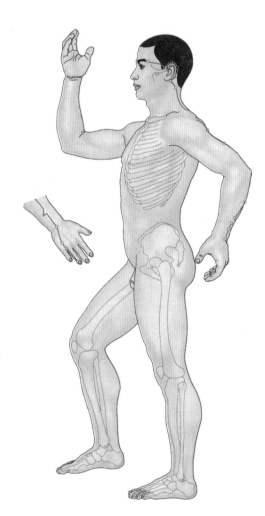

手少阳三焦经

经脉循行

　　起于无名指末端（关冲），上行于第四、五掌骨间，沿腕背出于前臂外侧尺桡骨之间，经肘尖沿上臂外侧达肩部，交大椎，再向前入缺盆部，分布于胸中，络心包，过膈，从胸至腹，属于上、中、下三焦。胸中支脉：从胸向上出于缺盆部，上走项部，沿耳后直上至额角，再下行经面颊部至目眶下。耳部支脉：从耳后入耳中，到达耳前，与前脉交叉于面颊部，到目外眦，与足少阳胆经相接。

主治病症

　　腹胀、水肿、遗尿、小便不利、耳聋、咽喉肿痛、目赤肿痛、颊肿、耳后及肩臂肘部外侧痛等。

足少阳胆经

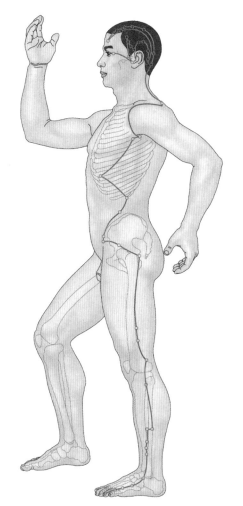

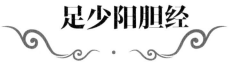

经脉循行

　　起于目外眦（瞳子髎），向上到额角，返回下行至耳后，沿颈部向后交会大椎穴，再向前入缺盆部入胸过膈，联络肝脏，属胆，沿胁肋部，出于腹股沟，经外阴毛际，横行入髋关节（环跳）。耳部支脉：从耳后入耳中，出走耳前，到目外眦处后向下经颊部会合前脉于缺盆部。下行腋部、侧胸部，经季肋和前脉会于髋关节后，再向下沿大腿外侧，行于足阳明和足太阴经之间，经腓骨前直下到外踝前，进入足第四趾外侧端。足背部支脉：从足临泣处分出，沿第一、二跖骨之间，至大趾端（大敦）与足厥阴经相接。

主治病症

　　口苦、目眩、疟疾、头痛、颌痛、目外眦痛，以及缺盆部、腋下、胸胁、股及下肢外侧、足外侧痛等。

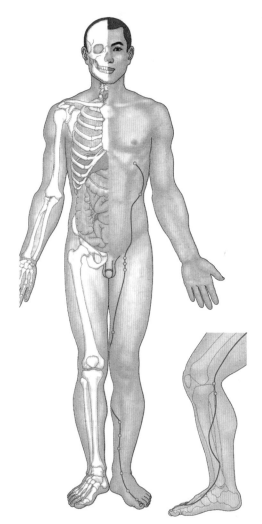

足厥阴肝经

经脉循行

　　起于足大趾上毫毛部（大敦），经内踝前向上至内踝上8寸外处交出于足太阴经之后，上行沿股内侧，进入阴毛中，绕阴器，上达小腹，挟胃旁，属肝络胆，过膈，分布于胁肋，沿喉咙后面，向上入鼻咽部，连接于目系（眼球连系于脑的部位），上出于前额，与督脉会合于巅顶。目系支脉：下行颊里、环绕唇内。肝部支脉：从肝分出，过膈，向上流注于肺，与手太阴肺经相接。

主治病症

　　腰痛、胸满、呃逆、遗尿、小便不利、疝气、少腹肿等肝病，妇科，前阴病及经脉循行部位的其他病症。

奇经八脉与十五络脉

奇经八脉

奇经八脉是指十二经脉之外的八条经脉，包括任脉、督脉、冲脉、带脉、阴跷脉、阳跷脉、阴维脉、阳维脉。因其异于十二正经，故称"奇经"。它们既不直属脏腑，又无表里配合。其生理功能，主要是对十二经脉的气血运行起着溢蓄、调节作用。

奇经八脉的生理特点

①奇经八脉与脏腑无直接络属关系。

②奇经八脉之间无表里配合关系。

③奇经八脉的分布不像十二经脉遍及全身，人体的上肢无奇经八脉的分布。奇经八脉的走向也与十二经脉不同，除带脉外，余者皆由下而上地循行。

奇经八脉的共同生理功能

加强十二经脉之间的联系：如督脉能总督一身之阳经；任脉联系总任一身之阴经；带脉约束纵行诸脉。二跷脉主宰一身左右的阴阳；二维脉维络一身表里的阴阳。即奇经八脉进一步加强了机体各部分的联系。

调节十二经脉的气血：十二经脉气有余时，则蓄藏于奇经八脉；十二经脉气血不足时，则由奇经"溢出"及时给予补充。

奇经八脉与肝、肾等脏及女子胞、脑、髓等奇恒之府有十分密切的关系，相互之间在生理、病理上均有一定的联系。

十五络脉

络脉是自经脉别出的分支，又称"别络"，主要有十五络脉。十五络脉是由十二经脉和任、督二脉的别络及脾之大络所组成的。

在十五络脉中，十二经脉的络脉都是从四肢肘、膝以下分出，络于相互表里的阴阳两经之间，从阳走阴或从阴走阳，为十二经在四肢互相传注的纽带。任脉之络脉分布在腹部，络于冲脉；督脉之络脉分布在背部，除别走太阳之外，并能联络任脉和足少阴经脉；脾之大络分布在侧身部，能总统阴阳诸络。这三者在躯干部发挥其联络作用，加强了人体前、后、侧的统一联系。

掌握腧穴知识，拔罐运筹帷幄

如今，拔罐疗法已经被越来越多的人所接受，又因为其安全、不用服药、可以增强抵抗力等优点而被称作是21世纪的"自然疗法"，成为现代人首选的自我保健方法。腧穴是拔罐的部位，临床上要正确运用拔罐治疗疾病，就必须掌握好腧穴的定位和归经等基本知识。腧穴即穴位，"腧"有转输的意思。腧穴即人体经络气血输注于体表的部位。

穴位治疗疾病的关键是接受适当的刺激以通其经脉，调其气血，使阴阳归于平衡，脏腑趋于调和，从而达到祛除病邪的目的。穴位具有三个治疗作用，即近治作用、远治作用及特殊治疗作用，这是运用穴位保健治疗的理论基础。

穴位的分类

从总体上来说，腧穴可以分为十四经穴、奇穴和阿是穴三大类。

十四经穴是位于十二经脉和任、督二脉上的腧穴，简称"经穴"。十四经穴与经脉的关系密切，它不仅可以反映本经经脉及其所属脏腑的病症，也可以反映本经经脉所联系的其他经脉和脏腑的病症。

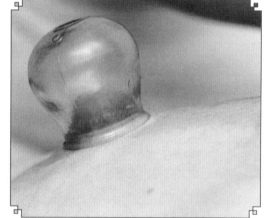

奇穴又称"经外奇穴"，它有固定的穴名，也有明确的位置，但它们却不归属于十四经脉。这些腧穴对某些病症具有特殊的治疗作用。

阿是穴又称压痛点、不定穴等，其多位于病变部位的周边。这一类腧穴的特点是既无具体名称，又无固定位置。

穴位的作用

近治作用——穴位所在，主治所在

穴位的近治作用是指所有的穴位均可治疗其所在部位局部及邻近组织、器官的病症，这是所有穴位主治作用所具有的共同点。如睛明、承泣、攒竹、瞳子髎等穴位均在眼区及其邻近部位，所以它们均可治疗眼病；中脘、梁门等穴位均在胃脘部，它们均可治疗胃脘痛；膝眼、梁丘、阳陵泉等穴位在膝关节及其附近，它们均可治疗膝关节疼痛。这些都是穴位用于治疗局部体表或邻近内脏疾患的例子。

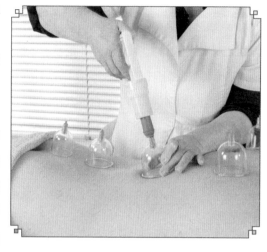

远治作用——经脉所过，主治所及

远治作用是十四经腧穴主治作用的基本规律。在十四经穴中，尤其是十二经脉在四肢肘膝关节以下的腧穴，不仅能治疗局部病症，还可治疗本经循行所及的远端部位的组织、器官、脏腑的病症，有的甚至具有治疗全身疾患的作用，即"经脉所过，主治所及"。经穴，顾名思义是经络之穴，这也指明了经穴主治与经络之间的关系。经穴的远治作用与经络的循行分布密切相关，穴

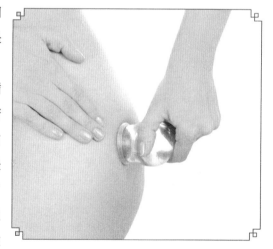

位在远治作用中除能治疗本经病变以外，还能治疗相表里的经脉疾患。例如，手少阴心经上肘以下的穴位，一般都能预防和治疗心血管系统、神经系统、大脑等部位的疾病，而手少阴心经所出现的病候，又同该条经脉上的穴位主治功能基本一致。经络的循环有表里相合、交区交会、根结、标本等多种联系的特性，这种特性也反映在穴位的远治作用上。如取大椎穴退热，取三阴交穴治疗遗尿。

国医大师图说拔罐

特殊治疗作用

穴位的特殊治疗作用主要从穴位的双重性良性调整作用和相对特异性两个方面而言。如大椎穴退热，至阴穴矫正胎位，胆囊穴（奇穴）治疗胆绞痛，神门穴安神，少商穴治咽喉肿痛，太渊穴治无脉症，天枢穴治泻痢、便秘等，均有较好的效果和较高的特异性。刺激某些穴位，对机体的不同状态，可起到双向的良性调节作用。如百会穴，在清气下陷时可以提升清气，在肝阳上亢时可以平肝潜阳；内关穴可在心动过速时减慢心率，在心动过缓时提高心率；合谷穴在解表时可以发汗，在固表时又能止汗等。

另外，有些穴位是治疗某种疾病的特效穴位，如曲池穴是改善皮肤病的重要穴位，人迎穴有显著的降压效果，尤其能降低收缩压。穴位的这一治疗特性，使经穴治疗具有广泛的适应性和一定的安全性。

总之，十四经穴的主治作用，归纳起来大体是：本经腧穴可治本经病，表里经腧穴能互相治疗表里两经病，邻近经穴能配合治疗局部病。各经主治既有其特殊性，又有其共同性。

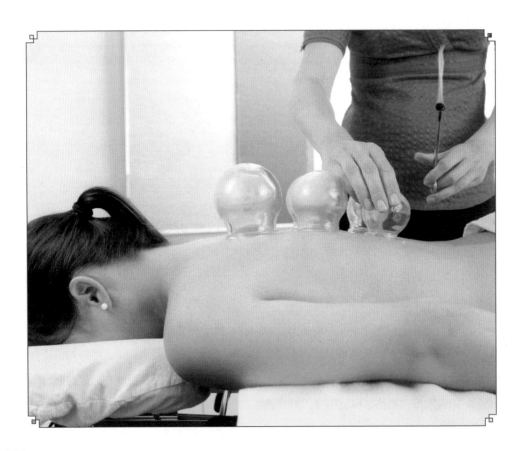

知悉取穴技巧，拔罐得心应手

光知悉穴位与拔罐之间的关系还不够，取穴的正确与否，直接影响拔罐的疗效。掌握正确的取穴方法是准确取穴的基础。常用的取穴方法有手指同身寸定位法、体表标志法、感知找穴法、骨度分寸定位法。

手指同身寸定位法

手指同身寸度量取穴法是指以患者本人的手指为标准度量取穴，是临床取穴定位常用的方法之一。这里所说的"寸"，与一般尺制度量单位的"寸"是有区别的，是用被取穴者的手指作尺子测量的。由于人有高矮胖瘦之分，不同的人用手指测量到的一寸也不等长。因此，测量穴位时要用被测量者的手指作为参照物，才能准确地找到穴位。

拇指同身寸：拇指指间关节的横向宽度为1寸。

中指同身寸：中指中节屈曲，内侧两端纹头之间作为1寸。

横指同身寸：又称"一夫法"，指的是食指、中指、无名指、小指并拢，以中指近端指间关节横纹处为准，四指横向宽度为3寸。

另外，食指和中指二指指腹横宽（又称"二横指"）为1.5寸。食指、中指和无名指三指指腹横宽（又称"三横指"）为2寸。

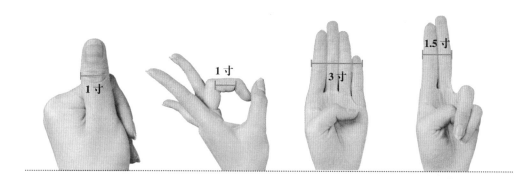

体表标志定位法

体表标志法是以人体解剖学的各种体表标志，如以凹陷、突起、缝隙、皱纹等来确定腧穴位置的方法，又称自然标志定位法。因其自然体表标志有固定与活动之别，故又分为固定标志与活动标志取穴法。

固定标志：是指参照人体上不受活动影响、固定不移的标志取穴的方法，如五官、毛发、指甲、乳头、脐窝以及骨节突起和凹陷、肌肉隆起等部位。利用这些标志取穴，准确、迅速、简便，易于初学者学习。如膻中穴位于两乳头中间。

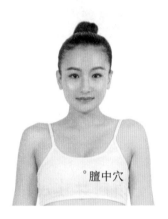

膻中穴

活动标志：是根据做出相应的动作姿势才会出现的标志取穴的方法，如皮肤的褶皱、肌肉部凹陷、关节间隙等。利用活动标志取穴时需要做出相应的动作姿势才能准确取穴，如张口取耳屏前凹陷处即为听宫穴。

感知找穴法

身体感到异常，用手指压一压，捏一捏，摸一摸，如果有痛、硬结、痒等感觉，或和周围皮肤有温度差，如发凉发烫，或皮肤出现黑痣、斑点，那么这个地方就是所要找的穴位。感觉疼痛的部位，或者按压时有酸、麻、胀、痛等感觉的部位，可以作为阿是穴治疗。阿是穴一般在病变部位附近，也可在距离病变部位较远的地方。

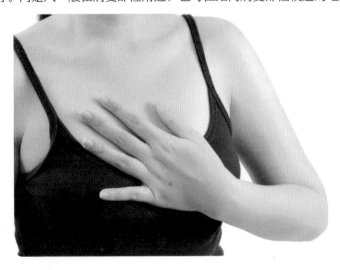

骨度分寸定位法

此法始见于《灵枢·骨度》篇，它是将人体的各个部位分别规定其折算长度，作为量取腧穴的标准。如前后发际间为12寸；两乳头间为8寸；胸骨体下缘至脐中为8寸；耳后两乳突（完骨）之间为9寸；肩胛骨内缘至背正中线为3寸；肩峰缘至背正中线为8寸；腋前（后）横纹至肘横纹为9寸；肘横纹至腕横纹为12寸；股骨大粗隆（大转子）至膝中为19寸；膝中至外踝尖为16寸。

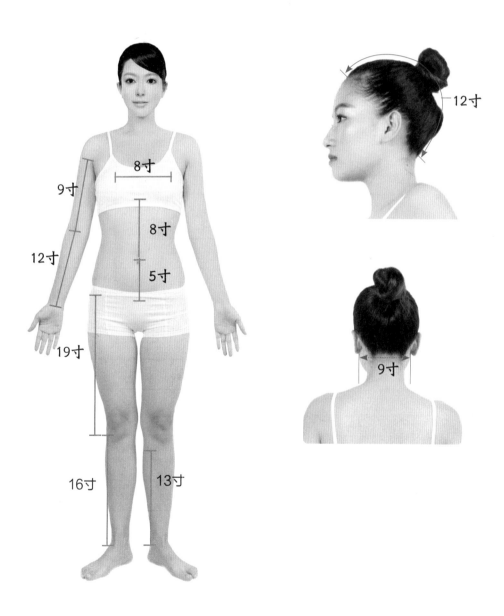

常用骨度分寸表

部位	起止点	分寸	说明	
头颈部	前头发际至后头发际	12寸	用于头部、前额部及后颈部的直寸。当头发稀少，前后发的边缘不清楚时，可从眉心至后颈最高的第七颈椎骨下缘作18寸，其中眉心至前发际为3寸，后发缘下也加了3寸	
	前头发际至眉心	3寸		
	后头发际至第七颈椎棘突	3寸		
	两前发角之间	9寸		
胸腹部	两乳头之间	8寸	女子可取两锁骨中点之间的距离作8寸，用在胸腹部	胸部及胁部取穴直寸，一般根据肋骨计算，每肋骨折作1寸6分
	胸剑结合中点至脐中	8寸	用在上腹部，剑突骨折作0.5寸	
	脐中至耻骨联合上缘	5寸	用在下腹部	
腰背部	肩胛骨内侧缘至脊柱正中	3寸	用于背部	背部直寸以脊柱间隙为取穴根据
	第七颈椎至骶尾	1.5寸	用于腰骶部	
上肢	腋前横纹至肘横纹	9寸	用在上臂内外侧	
	肘横纹至腕横纹	12寸	用在前臂内外侧	
下肢	股骨大转子至腘横纹	19寸	用于大腿	
	腘横纹至外踝尖	16寸	用于下肢前、外后侧	
	耻骨联合上缘至股骨内侧髁上缘	18寸	用于大腿	
	胫骨内侧髁下缘至内踝尖	13寸	用于下肢内侧	
	臀横纹至腘横纹	14寸	用于大腿	
	内踝尖至足底	3寸	用于下肢内侧	

临床常用拔罐保健穴

穴名	定位
大椎	位于后正中线上，第七颈椎棘突下凹陷中
心俞	位于背部，当第五胸椎棘突下，旁开1.5寸
肾俞	位于腰部，当第二腰椎棘突下，旁开1.5寸
内关	位于手臂内侧，当曲泽与大陵的连线上，腕横纹上2寸，掌长肌腱与桡侧腕屈肌腱之间
足三里	位于小腿前外侧，当犊鼻下3寸，距胫骨前缘一横指（中指）
关元	位于下腹部，前正中线上，当脐中下3寸
命门	位于腰部，当后正中线上，第二腰椎棘突下凹陷中
三阴交	位于小腿内侧，当足内踝尖上3寸，胫骨内侧缘后方
中脘	位于上腹部，前正中线上，当脐中上4寸
气海	位于下腹部，前正中线上，当脐中下1.5寸
脾俞	位于背部，当第十一胸椎棘突下，旁开1.5寸
胃俞	位于背部，当第十二胸椎棘突下，旁开1.5寸
膻中	位于胸部，当前正中线上，平第四肋间，两乳头连线的中点
巨阙	位于上腹部，前正中线上，当脐中上6寸
章门	位于侧腹部，当第十一肋游离端的下方
肝俞	位于背部，当第九胸椎棘突下，旁开1.5寸
血海	屈膝，位于大腿内侧，髌底内侧端上2寸，当股四头肌内侧头的隆起处
大肠俞	位于腰部，当第四腰椎棘突下，旁开1.5寸
肺俞	位于背部，当第三胸椎棘突下，旁开1.5寸
尺泽	位于肘横纹中，肱二头肌腱桡侧凹陷处
太溪	位于足内侧，内踝后方，当内踝尖与跟筋腱之间的凹陷处
合谷	位于手背，第一、二掌骨间，当第二掌骨桡侧的中点处
风门	位于背部，当第二胸椎棘突下，旁开1.5寸
身柱	位于背部，当后正中线上，第三胸椎棘突下凹陷中
中府	位于胸前壁的外上方，云门下1寸，平第一肋间隙，距前正中线6寸
委中	位于腘窝横纹中点，当股二头肌腱与半腱肌肌腱的中间
外关	位于前臂背侧，当阳池与肘尖的连线上，腕背横纹上2寸，尺骨与桡骨之间
膈俞	位于背部，当第七胸椎棘突下，旁开1.5寸
内庭	位于足背，当二、三趾间，趾蹼缘后方赤白肉际处
大杼	位于背部，当第一胸椎棘突下，旁开1.5寸
曲池	位于肘横纹外侧端，屈肘，当尺泽与肱骨外上髁连线中点
印堂	位于额部，当两眉头之中间

国医大师图说拔罐

穴名	定位
太阳	位于颞部，当眉梢与目外眦之间，向后约一横指的凹陷处
悬钟	位于小腿外侧，外踝尖上3寸，腓骨前缘
厥阴俞	位于背部，当第四胸椎棘突下，旁开1.5寸
神门	位于腕部，腕掌侧横纹尺侧端，尺侧腕屈肌腱的桡侧凹陷处
丰隆	位于小腿前外侧，当外踝尖上8寸，条口外，距胫骨前缘二横指（中指）
环跳	位于股外侧部，侧卧屈股，当股骨大转子最凸点与骶管裂孔连线的外1/3与中1/3交点处
承山	位于小腿后面正中，委中与昆仑之间，当伸直小腿或足跟上提时腓肠肌肌腹下出现尖角凹陷处
三焦俞	位于腰部，当第一腰椎棘突下，旁开1.5寸
阳陵泉	位于小腿外侧，当腓骨头前下方凹陷处
天枢	位于腹中部，距脐中2寸
灵台	位于背部，当后正中线上，第六胸椎棘突下凹陷中
至阳	位于背部，当后正中线上，第七胸椎棘突下凹陷中
郄门	位于前臂掌侧，当曲泽与大陵的连线上，腕横纹上5寸
少海	屈肘，位于肘横纹内侧端与肱骨内上髁连线的中点处
上巨虚	位于小腿前外侧，当犊鼻下6寸，距胫骨前缘一横指（中指）
梁门	位于上腹部，当脐中上4寸，距前正中线2寸
日月	位于上腹部，当乳头直下，第七肋间隙，前正中线旁开4寸
胆俞	位于背部，当第十胸椎棘突下，旁开1.5寸
期门	位于胸部，当乳头直下，第六肋间隙，前正中线旁开4寸
颊车	位于面颊部，下颌角前上方约一横指（中指），当咀嚼时咬肌隆起，按之凹陷处
下关	位于面部耳前方，当颧弓与下颌切迹所形成的凹陷中
行间	位于足背侧，当第一、第二趾间，趾蹼缘的后方赤白肉际处
风池	位于项部，在枕骨之下，胸锁乳突肌与斜方肌上端之间的凹陷处
阳白	位于前额部，当瞳孔直上，眉上1寸
颧髎	位于面部，当目外眦直下，颧骨下缘凹陷处
地仓	位于面部，口角外侧，上直对瞳孔
照海	位于足内侧，内踝尖下方凹陷处
太冲	位于足背侧，当第一跖骨间隙的后方凹陷处
膏肓	位于背部，当第四胸椎棘突下，旁开3寸
阴陵泉	位于小腿内侧，当胫骨内侧髁后下方凹陷处
次髎	位于骶部，当髂后上棘内下方，适对第二骶后孔处
白环俞	位于骶部，当骶正中嵴旁1.5寸，平第四骶后孔
会阳	位于骶部，尾骨端旁开0.5寸
夹脊	位于背、腰部，当第一胸椎至第五腰椎棘突下两侧，后正中线旁开0.5寸，一侧17个穴位，左右两侧共34穴
肩井	位于肩上，前直乳中，当大椎穴与肩峰端连线的中点上

穴名	定位
后溪	位于手掌尺侧，微握拳，当第五掌骨关节后的远侧掌横纹头赤白肉际处
天宗	位于肩胛部，当冈下窝中央凹陷处，与第四胸椎相平
肩贞	位于肩关节后下方，臂内收时，腋后纹头上1寸（指寸）
孔最	位于前臂掌面桡侧，尺泽穴与太渊穴连线上，腕横纹上7寸
昆仑	位于外踝后方，当外踝尖与跟腱之间的凹陷处
殷门	位于大腿后面，当承扶与委中的连线上，承扶下6寸
秩边	位于臀部，平第四骶后孔，骶正中嵴旁开3寸
鹤顶	位于膝上部，髌底的中点上方凹陷处
梁丘	屈膝，位于大腿前面，当髂前上棘与髌底外侧端的连线上，髌底上2寸
养老	位于前臂背面尺侧，当尺骨小头近端桡侧凹陷中
中极	位于下腹部，前正中线上，当脐中下4寸
地机	位于小腿内侧，当内踝尖与阴陵泉连线上，阴陵泉下3寸
大巨	位于下腹部，当脐中下2寸，距前正中线2寸
腰阳关	位于腰部，当后正中线上，第四腰椎棘突下凹陷处
带脉	位于侧腹部，章门下1.8寸，当第十一肋骨游离端下方垂线与脐水平线的交点上
腰眼	位于腰部，第四腰椎棘突下，旁开约3.5寸凹陷中
水道	位于下腹部，当脐中下3寸，距前正中线2寸
京门	位于侧腰部，章门穴后1.8寸，当第十二肋骨游离端的下方
大横	位于腹中部，距脐中4寸
志室	位于腰部，当第二腰椎棘突下，旁开3寸
胃仓	位于背部，当第十二胸椎棘突下，旁开3寸
膀胱俞	位于骶部，当骶正中嵴旁开1.5寸，平第二骶后孔
小肠俞	位于骶部，当骶正中嵴旁开1.5寸，平第一骶后孔
大赫	位于下腹部，当脐中下4寸，前正中线旁开0.5寸

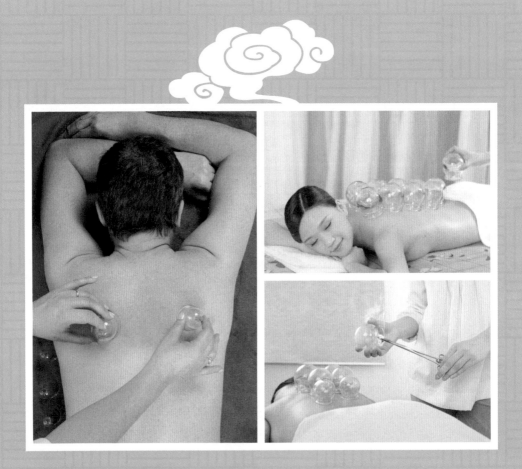

第三章

〈拔〉〈罐〉养生保健法，强身健体添活力

治未病是中医学的巨大优势和特色，而拔罐疗法则是治未病的重要手段。如今，从各类养生场所里推出的罐疗到适用于家庭的各种简易的抽真空罐，可见拔罐养生的观念已深入人心，并得到大力推广。治未病与养生保健息息相关，本章将介绍如何运用拔罐疗法来进行养生保健。

阳虚体质

阳虚体质者经常出现腹泻，最明显的特征是早上五六点钟腹泻。这是因为阳虚者体内火力不足，水谷转化不彻底，所以就会经常腹泻，最严重的情况是水谷完全未消化就排泄出来了。阳虚体质还常见头发稀疏、眼圈黑、口唇发暗、舌体胖大、脉象沉细等症状。

国医大师解析穴位

阳虚体质的实质是阳气不足，大椎是督脉与十二正经中所有阳经的交会点，总督一身之阳气，能振奋体内的阳气；心俞、肾俞为足太阳膀胱经上的穴位，均具有助阳的功效；足三里则能扶正培元；内关宁心安神。诸穴合用能有效改善阳虚体质出现的不适。

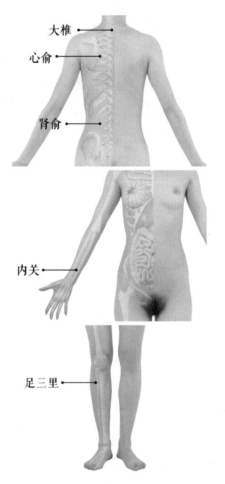

选穴及调养方法

留罐法		
所选穴位	治疗方法	治疗频率
大椎、心俞、肾俞	采取闪火法将罐吸附在穴位上，留罐 10 ~ 15 分钟	每日 1 次
内关、足三里	用拔罐器将罐吸附在穴位上，留罐 10 分钟	每日 1 次

阴虚体质

阴虚体质的实质是身体的阴液不足。阴虚内热反映为胃火旺，能吃能喝，却怎么也不会胖，虽然看起来瘦弱，但是形体往往紧凑精悍，肌肉松弛。阴虚的人还会五心烦热，即手心、脚心、胸中发热，但是体温正常。

国医大师解析穴位

关元穴自古就是养生要穴，可培补元气；命门培元固本，温肾而调理肾脏；三阴交为足部三条阴经的交会穴；足三里扶正固本。此四穴合用，共助体内之阴，从而调养阴虚体质。

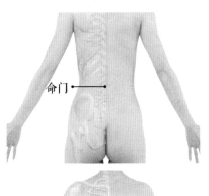

命门

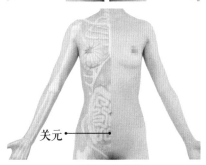

关元

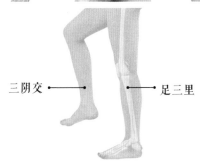

三阴交　　　　足三里

选穴及调养方法

留罐法		
所选穴位	治疗方法	治疗频率
关元、命门	采取闪火法将罐吸附在穴位上，留罐 10 ~ 15 分钟	每日 1 次
三阴交、足三里	用拔罐器将罐吸附在穴位上，留罐 10 分钟	每日 1 次

气虚体质

气虚体质的人对环境的适应能力差，遇到气候变化、季节转换很容易感冒，冬天怕冷，夏天怕热。气虚常表现为语声低微，形体消瘦或偏胖，面色苍白，气短懒言，精神不振，体倦乏力，常自汗出。

国医大师解析穴位

气海穴是防病强身的要穴之一，有培补元气的作用；中脘、脾俞、胃俞穴均能益气健脾。此四穴配合使用，能增强补气的作用，有效改善气虚体质。

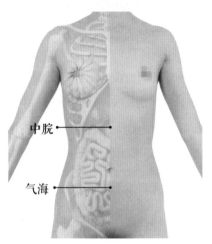

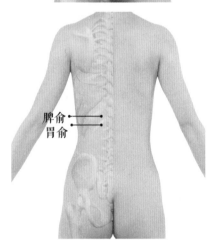

选穴及调养方法

留罐法		
所选穴位	治疗方法	治疗频率
中脘、气海、脾俞、胃俞	采取闪火法将罐吸附在穴位上，留罐 10 ~ 15 分钟	每日 1 次

气郁体质

气郁体质者平素性格内向不稳定，易多愁善感，敏感多疑。一旦生病则胸胁胀痛，胃脘胀痛，泛吐酸水，呃逆嗳气，体内之气逆行，头晕目眩，郁病及失眠等。此体质多因长期情志不畅、气机郁滞而形成，调理治疗宜调畅情志，疏通气机。

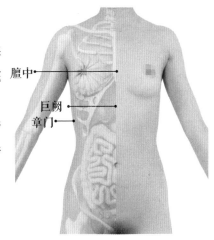

国医大师解析穴位

大椎穴有通督行气，贯通督脉上下之作用，能主宰全身，更是保健要穴；膻中能理气机、温中元；巨阙穴宽胸利膈、宁心安神；章门理气散结。诸穴合用理气解郁，调理气郁体质。

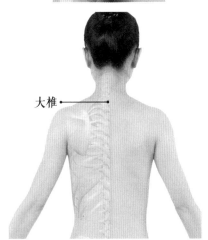

选穴及调养方法

闪罐法		
所选穴位	治疗方法	治疗频率
大椎、膻中、巨阙、章门	采取闪火法将罐吸附在穴位上，然后取下，对穴位连续闪罐，以皮肤潮红为度	每日1次

血瘀体质

血瘀体质表现为全身血液运行不畅，多见形体消瘦，皮肤干燥。血瘀体质者很难见到白净、清爽的面容，经常表情抑郁、呆板，面部肌肉不灵活，容易健忘，记忆力下降。且因为肝气不舒，常心烦易怒。

国医大师解析穴位

肾俞、肝俞穴能补益肝肾，助化生肝肾之血，在这两个穴位拔罐有助于去瘀生新；血海穴能理血活血，经络、血气通畅，则肝郁更容易消解。

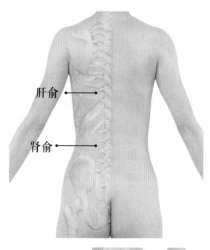

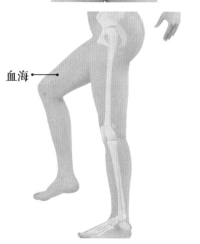

选穴及调养方法

留罐法		
所选穴位	**治疗方法**	**治疗频率**
肾俞、肝俞、血海	将所选穴位进行常规消毒后，用三棱针点刺每穴，然后用闪火法将罐吸拔在穴位上，留罐5～10分钟	隔日1次

痰湿体质

痰湿体质的人多数容易发胖，而且不喜欢喝水，常常表现为舌体胖大、舌苔偏厚，形体动作、情绪反应、说话速度显得缓慢迟钝，似乎连眨眼都比别人慢，经常胸闷、头昏脑胀、头重、嗜睡、身体沉重、惰性较大，女性常见的还有经迟、经少、闭经等症状。

国医大师解析穴位

走罐可以促进身体内部的血液循环，清除体内痰湿、毒素，选择大椎至脾俞部位走罐有助于升发阳气、健脾利湿。

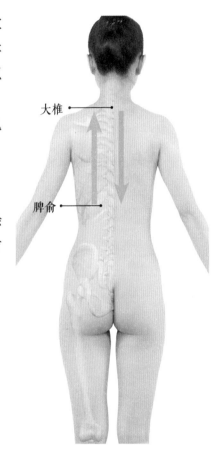

大椎

脾俞

选穴及调养方法

走罐法		
所选穴位	治疗方法	治疗频率
大椎至脾俞	在背部涂上适量的按摩乳或油膏，用闪火法将罐吸拔于大椎，然后由大椎移至肺俞向下至脾俞来回走罐数次。走罐时手法宜轻，直至局部皮肤潮红，两侧交替进行	隔日 1 次

湿热体质

　　湿热体质者一般肢体沉重，发热多在午后明显，且并不因出汗而减轻。一般所说的湿热多指湿热深入脏腑，特别是脾胃的湿热，或见脘闷腹满，恶心厌食，尿短赤，舌质偏红，苔黄腻，脉濡数。湿热体质者性情急躁，容易发怒，不能忍受湿热环境，易患黄疸、火热症、痈疮、疖肿等病症。

国医大师解析穴位

　　脾俞、大肠俞穴能增强脾胃的运化功能，促进体内湿热从肠道排出；肾俞穴益肾助阳，强腰利水，使体内湿热随尿液排出体外。

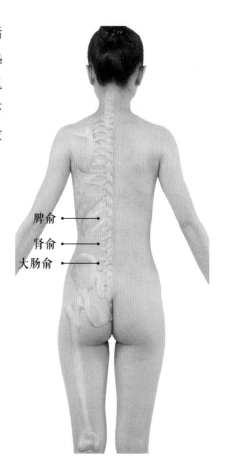

脾俞
肾俞
大肠俞

选穴及调养方法

留罐法		
所选穴位	治疗方法	治疗频率
脾俞、肾俞、大肠俞	采取闪火法将罐吸附在穴位上，留罐10～15分钟	每日1次

宣肺理气

肺部疾病是目前临床上较常见的疾病之一，是在外感或内伤等因素影响下，造成肺脏功能失调和病理变化的病症，患者经常会有咳嗽、流涕、气喘、胸闷等表现。研究表明：拔罐人体穴位可以滋阴润肺、开瘀通窍、调理肺气，对于预防肺部疾病有很好的效果。

国医大师解析穴位

大椎穴宣阳解表，能振奋体内阳气；肺俞穴调补肺气，具有宣肺、平喘、理气的作用，是肺的保健穴；尺泽穴为手太阴肺经合穴，有清肺热、平喘咳的作用。此三穴合用，调理肺脏，宣降肺气。

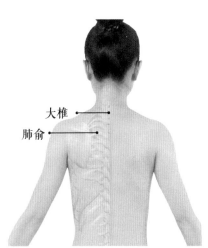

大椎
肺俞

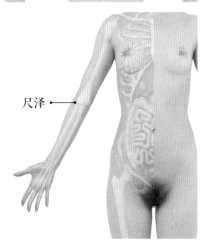

尺泽

选穴及调养方法

留罐法		
所选穴位	治疗方法	治疗频率
大椎、肺俞、尺泽	采取闪火法将罐吸附在穴位上，留罐 10 ~ 15 分钟	每日 1 次

养心安神

心烦易乱，睡眠浅，稍有动静就会惊醒是焦虑性失眠的常见症状，也是亚健康的表现。焦虑、睡眠质量差以及精神恍惚等都与人的心态有着密切的关系，对工作和生活都会产生严重的影响。研究表明：拔罐人体某些穴位可以疏解心烦气闷，有助于睡眠，能达到宁心安神的目的。

国医大师解析穴位

心俞、脾俞穴调补心脾、宽胸理气、通络安神；肾俞穴补益元气，有助于睡眠。三穴合用有助于调理心之气血，安养心神。

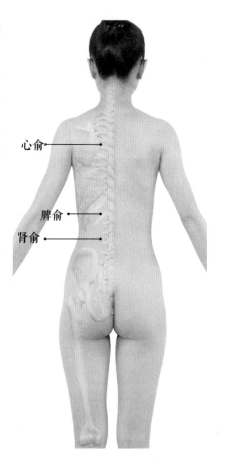

心俞

脾俞

肾俞

选穴及调养方法

留罐法		
所选穴位	治疗方法	治疗频率
心俞、脾俞、肾俞	采取闪火法将罐吸附在穴位上，留罐10～15分钟	每日1次

健脾养胃

随着现代社会工作和生活节奏加快，人们压力大，饮食不规律，常常暴饮暴食，导致各种胃部疾病的发生，造成"脾虚"，出现胃胀痛、食欲差、便溏、疲倦乏力等症状。脾胃要"三分治，七分养"。研究表明：拔罐人体穴位可以行气活血，达到健脾养胃的目的。

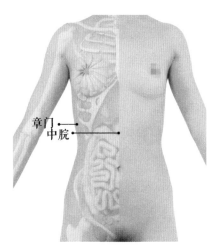

国医大师解析穴位

中脘、脾俞穴健脾、和胃、益气；章门穴疏肝健脾、理气散结。三穴合用共助健脾养胃，增强脾胃运化功能。

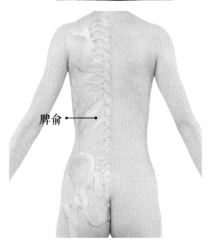

选穴及调养方法

留罐法		
所选穴位	治疗方法	治疗频率
脾俞、中脘、章门	采取闪火法将罐吸附在穴位上，留罐 10～15 分钟	每日 1 次

补肾强腰

从古至今，补肾似乎仅仅是男性的"专利"，殊不知，夜尿频多、失眠多梦、腰腿酸软等这些症状在现代女性当中也较为多见。女性要经历行经、生产、哺乳，这些都是很消耗精气神的。研究表明：拔罐人体穴位可以疏通经络，调理内部精气神，补充肾气。"肾气足"，则"百病除"。

国医大师解析穴位

肾俞穴能补益肾精，强腰固下元；关元穴培补元气、补肾温下焦；太溪穴滋阴益肾，壮阳强腰。三穴同补肾益精，强健腰脊。

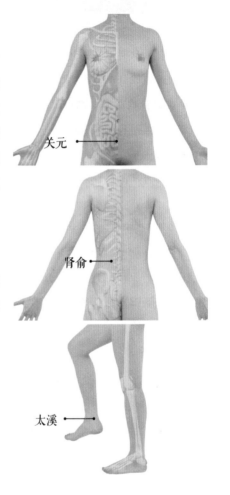

关元

肾俞

太溪

选穴及调养方法

留罐法		
所选穴位	治疗方法	治疗频率
肾俞、关元、太溪	采取闪火法将罐吸附在穴位上，留罐 10 ~ 15 分钟	每日 1 次

益气养血

气血对人体最重要的作用是滋养。气血充足，则人面色红润，肌肤饱满丰盈，毛发润滑有光泽，精神饱满，感觉灵敏；若气血不足，皮肤容易粗糙、发暗、发黄、长斑等。研究表明：拔罐人体某些穴位可以疏导经络，利于机体内气血的运行，辅助脏腑的功能，达到益气养血的目的。

国医大师解析穴位

气海、关元穴是防病强身要穴，有培补元气、理气和血的作用，常用于增强人体的免疫力、延年益寿；足三里穴能扶正培元、补脾健胃，增强人体免疫力，有助恢复体力。

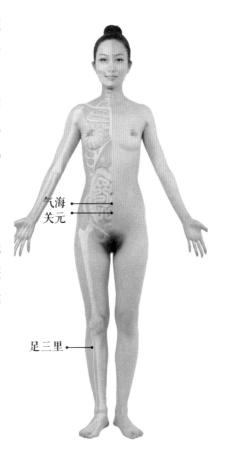

气海
关元

足三里

选穴及调养方法

留罐法		
所选穴位	治疗方法	治疗频率
气海、关元、足三里	采取闪火法将罐吸附在穴位上，留罐 10 ~ 15 分钟	每日 1 次

强筋健骨

随着年龄的增长，到了一定的年纪，人体的免疫功能开始衰退，机体脏腑功能失调，就会出现各种各样的不适现象。研究表明：拔罐人体某些穴位可以调和五脏，使气血运行通畅，强筋健骨，增强机体功能，有效预防和治疗各种疾病。

国医大师解析穴位

大椎穴通经活络；心俞穴助心养血；肾俞穴壮腰益肾。三穴合用强健筋骨、疏筋通络，增强人体骨骼功能。

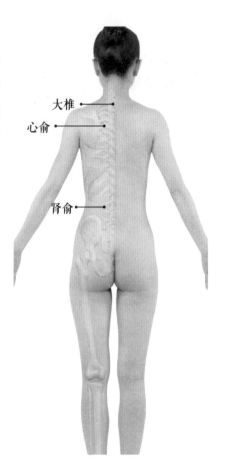

大椎
心俞
肾俞

选穴及调养方法

留罐法		
所选穴位	治疗方法	治疗频率
大椎、心俞、肾俞	采取闪火法将罐吸附在穴位上，留罐 10 ~ 15 分钟	每日 1 次

延年益寿

寿命长短与多种因素有关，良好的行为和生活方式对人的寿命的影响远比基因、遗传要大得多。心态良好，适当参加运动，坚持合理健康的饮食方式，都可以帮助我们延年益寿。研究表明：拔罐人体穴位可以舒筋活络，利于气血运行，促进人体新陈代谢，增强脏腑功能，达到延年益寿的目的。

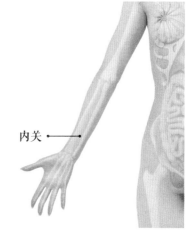

内关

国医大师解析穴位

内关穴能补益心气、宁心通络；心俞穴宁心安神、调和营卫；肾俞穴补益元气、培肾固本。三穴合用通调体内气血运行，增强心肾及其他脏腑功能，以达到延年益寿的目的。

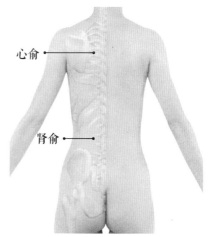

心俞

肾俞

选穴及调养方法

留罐法		
所选穴位	治疗方法	治疗频率
内关、心俞、肾俞	采取闪火法将罐吸附在穴位上，留罐 10 ～ 15 分钟	每日 1 次

调经止带

每个月都有那么几天，是女性颇为烦恼的日子。有规律、无疼痛地度过了还好，如果碰到不按规律"办事"的时候，的确够女性朋友们烦恼的。尤其是当出现月经不调、白带异常等病症时，女性朋友更会烦不胜烦。研究表明：拔罐人体穴位可以行气活血，有效地改善女性痛经、带下病等病症。

国医大师解析穴位

气海穴能温下元之气，益气养血，为妇科调经常用穴；血海、肝俞穴共奏养血、活血、通经之效。诸穴合用共调胞脉之气血，以达调经止带之功。

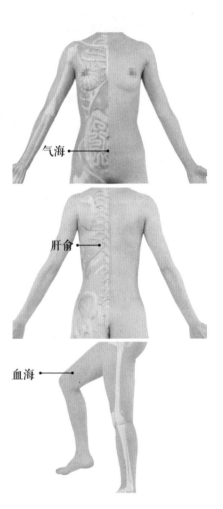

气海

肝俞

血海

选穴及调养方法

留罐法		
所选穴位	治疗方法	治疗频率
气海、血海、肝俞	采取闪火法将罐吸附在穴位上，留罐 10 ~ 15 分钟	每日 1 次

排毒通便

近年来，患便秘的中青年人呈明显上升的趋势。工作压力大，心理上过度紧张，加上缺乏身体锻炼，活动量小，都是导致便秘的主要原因。便秘会导致毒素在体内蓄积，影响身体健康。研究表明：拔罐人体某些穴位可以调理肠胃、行气活血、疏经活络，对防治便秘有良好的效果。

国医大师解析穴位

脾俞至大肠俞穴，内应人体脾胃大肠，在此部位进行走罐，一则促进局部气血运行，疏通局部经络；二则对应调理内部脾胃大肠，增强其运化及传输糟粕功能，从而促进身体排毒通便。

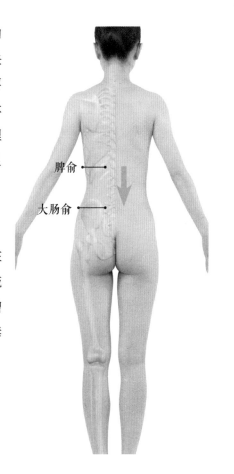

脾俞

大肠俞

选穴及调养方法

走罐法		
所选穴位	治疗方法	治疗频率
脾俞至大肠俞	在背部涂上适量的按摩乳或油膏，用闪火法将罐吸拔于脾俞，然后由脾俞至大肠俞来回走罐数次。走罐时手法宜轻，直至局部皮肤潮红，两侧交替进行	隔日 1 次

降压降糖

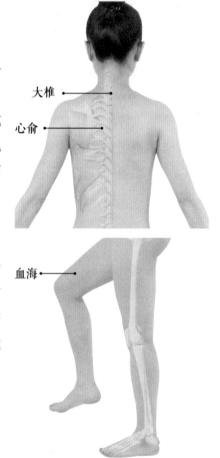

随着大众生活水平的提高，饮食中高糖、高脂类食物的比重也有大幅度增加，因而部分人群的血压、血脂、血糖等指标均有所升高，被诊断为高血压、糖尿病的人日益增多。研究表明：刺激人体穴位，可以调节经气，改善机体生理功能，使代谢系统恢复正常运作，从而达到降压降糖的目的。

大椎

心俞

血海

国医大师解析穴位

大椎是督脉与十二正经中所有阳经的交会点，总督一身之阳气，能振奋体内的阳气，有补虚治劳的作用；心俞能宽胸理气，通络安神；血海能健脾化湿。三穴合用，调理机体代谢功能，促进机体降压、降糖。

选穴及调养方法

留罐法		
所选穴位	治疗方法	治疗频率
大椎、心俞、血海	采取闪火法将罐吸附在穴位上，留罐 10 ~ 15 分钟	每日 1 次

瘦身降脂

物质生活的极大丰富和生活条件的极为优越，使得现代人身体里面的能量摄入与能量消耗形成了严重的不平衡。"入"常常大于"出"，这也是导致很多人发胖的根本原因。研究表明，刺激人体某些穴位可以疏经活络，加速体内脂肪燃烧，促进新陈代谢，从而达到瘦身降脂的目的。

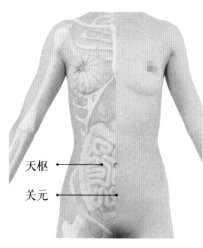

国医大师解析穴位

天枢为足阳明胃经上的穴位，也是大肠的募穴，能调理肠腑、理气通便；关元自古为养生要穴，能培补元气、理气和血；血海能健脾化湿。三穴合用能促进体内水湿和脂肪的代谢，消除水肿。

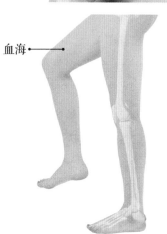

选穴及调养方法

留罐法		
所选穴位	治疗方法	治疗频率
天枢、关元、血海	采取闪火法将罐吸附在穴位上，留罐10 ~ 15分钟	每日1次

强身健体

人到了一定年龄阶段，身体的机能就会下降，免疫功能开始衰减，这时机体就会出现或多或少的问题。人吃五谷杂粮，难免会生病，而疾病是影响健康和长寿的重要因素。研究表明：刺激人体某些穴位可以调和脏腑，使气血宣通畅达，有效预防和治疗各种疾病，达到强身健体的目的。

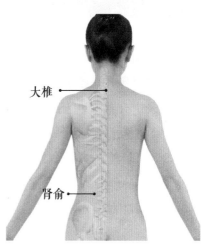

国医大师解析穴位

大椎能宣阳解表、补虚治劳；肾俞为足太阳膀胱经上的穴位，均具有助阳的功效；内关能理气，宁心安神，调节睡眠，从而提高睡眠质量。三穴合用，使机体处于阴阳调和、气血充盈状态，从而达到强身健体的目的。

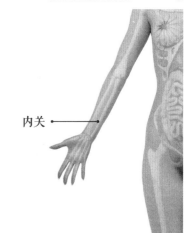

选穴及调养方法

留罐法		
所选穴位	治疗方法	治疗频率
大椎、肾俞、内关	采取闪火法将罐吸附在穴位上，留罐 10 ~ 15 分钟	每日 1 次

润肤泽容

当气候、环境改变时，人的肌肤往往也会出现一定的变化。而现代生活中，各种电子产品的普及，在某些程度上也加速了皮肤的衰老，从而使皮肤出现干燥、松弛、色斑等问题，影响我们的外在容颜。采用拔罐刺激人体的一定穴位，能改善皮肤诸多问题，使皮肤重焕光彩。

国医大师解析穴位

风池、大椎祛风解毒，通利官窍；肝俞、脾俞、血海理气疏肝、健脾祛湿；阴陵泉健脾行水、舒筋活络；三阴交益血活血，清肠摄血。这些穴位配合使用能行气活血、祛湿，红润面色，减少皱纹，使皮肤恢复润泽与弹性。

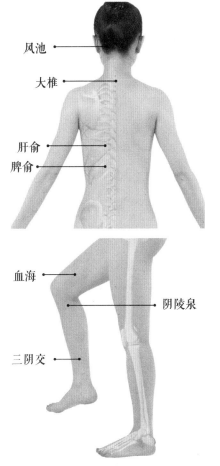

选穴及调养方法

留罐法		
所选穴位	治疗方法	治疗频率
风池、大椎、肝俞、脾俞、血海、阴陵泉、三阴交	采取闪火法将罐吸附在穴位上，每次取 2 ~ 3 穴，留罐 5 ~ 10 分钟	每日 1 次

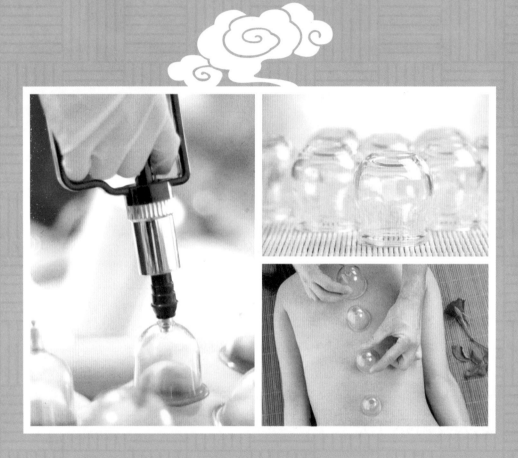

第四章

内科

（内）（科）

病症拔罐，拔除恼人病痛

高血压、头痛、失眠、糖尿病、冠心病等常见的内科病症往往给人带来身体上的疼痛和心理上的困扰。本章主要介绍日常生活中较常见的内科病症的拔罐疗法，包括选穴、拔罐手法与随症加穴。正确运用这些拔罐疗法，可以缓解疾病症状，减轻病痛，促进身心康复。

感冒

感冒又称为"伤风""冒风""伤寒"，分为普通感冒和时行感冒。普通感冒一般上呼吸道症状较重，以鼻塞、流涕、打喷嚏、咽喉疼痛、咳嗽、头痛、恶寒、全身不适、低热等症状为主。时行感冒传染性强，一般全身症状严重。

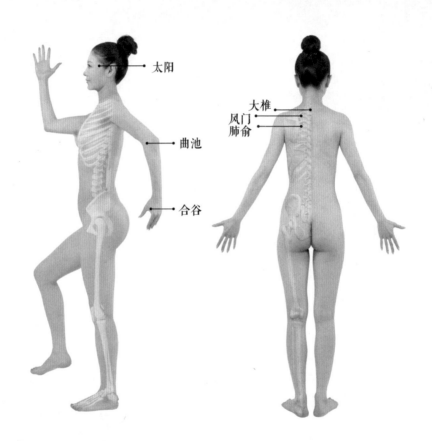

太阳
曲池
合谷
大椎
风门
肺俞

选穴及治疗方法

闪罐法或留罐法		
所选穴位	治疗方法	治疗频率
大椎、风门、肺俞、曲池、太阳、合谷	采取闪火法将罐吸附在穴位上，然后取下，对穴位连续闪罐，以皮肤潮红为度；或将罐吸附在穴位上，留罐5～10分钟，以局部皮肤泛红、充血为度	每日1次

国医大师解析随症加穴

抵抗力差 ➕ 足三里

抵抗力差常表现为反复感冒、易疲劳，多因素体虚弱，正气不足，难以抵御外界的邪气。每当天气变化时容易感冒，而反复感冒会消耗身体正气，出现疲劳感。古语有云："常按足三里胜吃老母鸡"，可见足三里穴有扶助正气的作用，在足三里穴进行拔罐疗法也能起到相似的作用。因此，抵抗力差的人除选取治疗感冒的常规穴位进行拔罐疗法外，还可增加拔罐足三里。

具体操作为将罐吸附在足三里穴上，留罐 5～10 分钟。

头痛 ➕ 印堂

很多人感冒时常常会出现头痛的症状，这是因为外邪易上犯于头，使头部气血不畅，头部脉络被阻而致头痛。印堂穴具有醒脑开窍的功效，常用来治疗头痛、头晕等症。

将罐吸附在印堂穴上，留罐 5～10 分钟，可有效缓解头痛。

胸闷、食欲差 ➕ 阴陵泉

当外邪侵入体内，犯于中焦时，会出现胸闷、食欲不佳的症状。此时在阴陵泉穴拔罐可以健脾和胃，改善胸闷、食欲差的症状。

将罐吸附在阴陵泉穴上，留罐 10 分钟。

浑身酸痛 ➕ 身柱

身柱穴为督脉上的穴位，能补益肺气，增强身体抵抗力。在身柱穴拔罐可缓解浑身酸痛的症状。

将罐吸附在身柱穴上，留罐 5～10 分钟。

发热

发热是指体温升高超过正常范围。正常人的体温保持在36.2℃~37.2℃。根据发热的温度高低可分为以下几种：低热是指体温在37.4℃~38℃，中热是指体温在38.1℃~39℃，高热是指体温超过39.1℃。

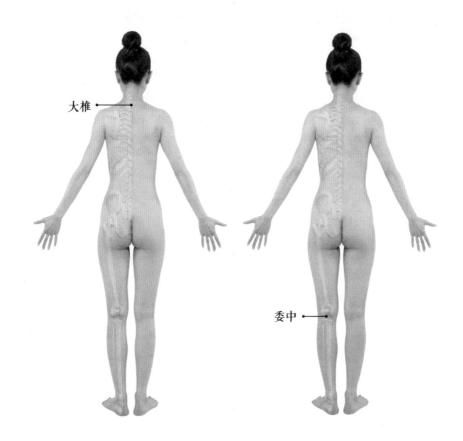

大椎

委中

选穴及治疗方法

刺络拔罐法		
所选穴位	治疗方法	治疗频率
大椎、委中	消毒穴位皮肤后，用七星梅花针，中强刺激手法，叩刺以大椎为中心的穴区 8 ~ 10 次，然后用闪火法将罐吸附在穴位上，留罐 10 分钟即可起罐	每日1次，如两次发热不退者即到医院诊治

国医大师解析随症加穴

高热汗出 ➕ 内庭

当外邪侵袭人体体表，肌肉纹理变疏松，汗孔张开时会导致汗出。邪气入里化热，里热炽盛，迫使津液外出，则引起汗量增多。内庭穴可泻体内诸火，使体内火热之邪外出而热退汗止。

> 将罐吸附在内庭穴上，留罐5～10分钟。

高热抽搐 ➕ 太冲

高热时往往会伴随抽搐的症状，这是因为火热炽盛，体内阴液被耗灼，筋脉失去阴液的濡养，从而引起四肢抽搐。太冲穴能舒肝养血，肝血具有濡养筋脉的作用，因而对太冲穴进行拔罐可减轻抽搐症状。

> 可用拔罐器将罐吸附在太冲穴上，留罐5～10分钟。

咳嗽喘息 ➕ 身柱

火热会熏灼肺胃，灼津生痰从而引发咳嗽、喘息。身柱穴具有宣肺清热、宁神镇咳的功效。在此穴位上拔罐可助清肺热，镇咳平喘。

> 用闪火法将罐吸附在身柱穴上，留罐5～10分钟，改善咳嗽、喘息症状。

胸背疼痛 ➕ 风门

风门穴有宣通肺气、清热止痛的作用，在清除体内之热的同时，还可缓解发热引起的胸背疼痛。因此，可在风门穴上拔罐，以达到缓解胸背疼痛的目的。

> 用闪火法将罐吸附在风门上，留罐5～10分钟。

咳嗽

咳嗽有多种临床表现：咳嗽白天多于夜间，咳而急剧，多为外感引起；早晨咳嗽阵发加剧，咳声重浊，痰出咳减，多为痰湿或痰热咳嗽；黄昏或夜间咳嗽加剧，多为阴虚咳嗽；咳声响亮，为实证咳嗽；咳声低怯，为虚证咳嗽。

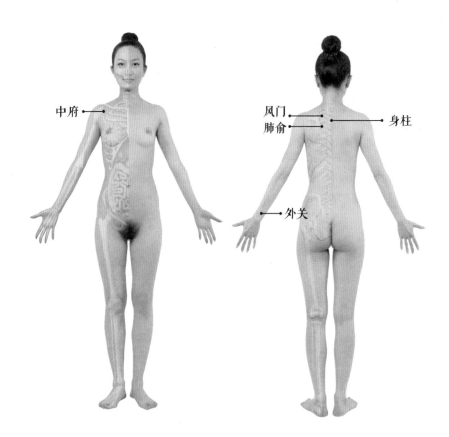

中府

风门
肺俞
身柱

外关

选穴及治疗方法

留罐法		
所选穴位	治疗方法	治疗频率
风门、身柱、肺俞	采取闪火法将罐吸附在穴位上，留罐 5 ~ 10 分钟	每日 1 次
外关、中府	用拔罐器将罐吸附在穴位上，留罐 10 分钟	每日 1 次

国医大师解析随症加穴

(咳声重，怕冷，痰清稀) ➕ (合谷)

咳声重，怕冷，气急，痰清稀，多为风寒袭肺引起。合谷穴亦有祛风解表之效，在此穴上拔罐对祛除体内风寒之邪也能起到一定的作用。此外，在合谷穴将拔罐与艾灸之法合用，其治疗效果将增强。

用拔罐器将气罐吸附在合谷穴上，留罐 10 分钟。

(咳嗽痰黄稠，流黄涕) ➕ (大椎)

咳嗽痰黄而稠，气粗，咽痛，口渴，流黄涕，多为风热袭肺。大椎穴能清热解表，主治热病、恶寒发热、感冒、咳嗽等外感病症。因此，在大椎穴上拔罐可助祛风清热，缓解咳嗽、痰黄等症状。

用闪火法将罐吸附在大椎穴上，留罐 10 分钟。

(干咳无痰，潮热盗汗) ➕ (膏肓)

肺阴亏虚则干咳无痰，潮热盗汗，当滋肺敛阴。可选用主治咳嗽、气喘、肺结核等病症的膏肓穴进行拔罐，以滋阴降火、调理肺气。

将罐迅速扣在膏肓穴上，留罐 10 分钟。

(痰多色白，胸脘痞闷) ➕ (丰隆)

痰多色白，胸脘痞闷，多为水饮停肺，肺部气机不畅引起。对丰隆穴进行拔罐，可调理体内津液的输布，使水有所化，痰无所聚，从而达到化痰祛湿宣肺的作用。

将火罐吸附在丰隆穴上，留罐 15 分钟。

哮喘

哮喘即支气管哮喘，以发作时喉中哮鸣有声，呼吸气促困难，甚至喘息不能平卧为主要表现。由宿痰内伏于肺，因外邪、饮食、情志、劳倦等诱因而引发，以致痰阻气道、肺失肃降、气道挛急所致。

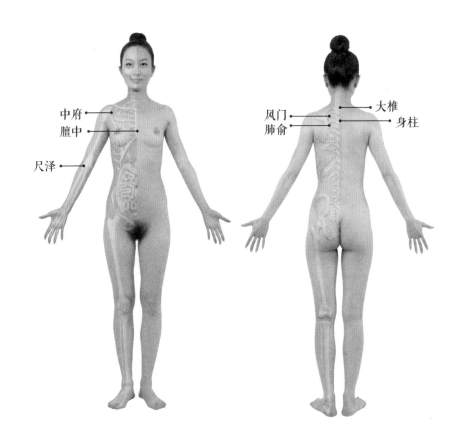

中府
膻中
尺泽
风门
肺俞
大椎
身柱

选穴及治疗方法

留罐法		
所选穴位	治疗方法	治疗频率
大椎、风门、肺俞、膻中、尺泽	发作期：采取闪火法将罐吸附在穴位上，留罐10分钟	每日1次
风门、肺俞、身柱、中府	缓解期：采用闪火法将罐吸附在穴位上，或用贮水罐、水气罐留罐，每次10分钟	每日1次

国医大师解析随症加穴

$$\boxed{\text{胸膈满闷，呼吸急促}} + \boxed{\text{定喘}}$$

胸膈满闷，呼吸急促，咳嗽，痰多稀薄色白，为风寒闭肺，当通宣理肺、止咳平喘。可选择主治咳嗽、哮喘、支气管炎、肺结核等病症的定喘穴进行拔罐。

> 将罐吸附在定喘穴上，留罐 5 ~ 10 分钟。

$$\boxed{\text{喘急胸闷，痰黄黏稠}} + \boxed{\text{曲池}}$$

痰热壅肺时，会出现喘急胸闷，痰黄黏稠，伴胸中烦热、面红身热等症状。可在具有清热作用的曲池穴上拔罐，以清泻肺内痰热之气。

> 将罐吸附在曲池穴上，留罐 5 ~ 10 分钟。

$$\boxed{\text{喘促气短，喉中痰鸣}} + \boxed{\text{气海}}$$

气虚而致喘促气短，喉中痰鸣时，当益气化痰。气海穴有补益气血、补虚固本、行气化浊的功效，对气虚所致的病症均能起到良好的效果。

> 将火罐吸附在气海穴上，留罐 5 ~ 10 分钟。

$$\boxed{\text{动则喘甚，汗出肢冷}} + \boxed{\text{关元}}$$

关元穴是元阴元阳交会之所，能培元固本。在此穴上拔罐能改善中气不足所致的动则喘甚，汗出肢冷。

> 将火罐吸附在关元穴上，留罐 5 ~ 10 分钟。

慢性支气管炎

慢性支气管炎是由于感染或非感染因素引起的气管、支气管黏膜和周围组织的慢性非特异性炎性变化。慢性支气管炎以长期顽固性咳嗽为特征。早晚气温较低或饮食刺激时，频频咳嗽。无并发症时，体温、脉搏无变化。

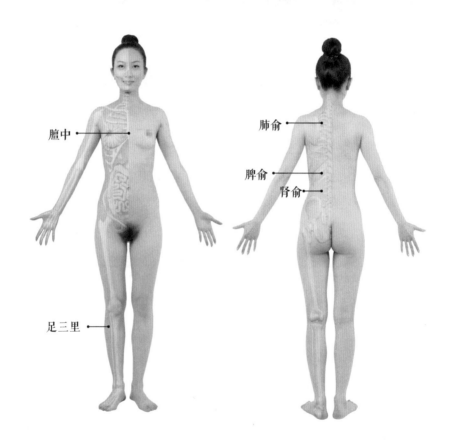

膻中　　肺俞　　脾俞　　肾俞　　足三里

选穴及治疗方法

留罐法		
所选穴位	治疗方法	治疗频率
肺俞、脾俞、肾俞、膻中、足三里	用闪火法将罐吸拔在穴位上，留罐 15 分钟，以穴位皮肤红紫为度	每日 1 次

国医大师解析随症加穴

(咳嗽，胸闷) ⊕ (中府)

中府穴有清泻肺热、止咳平喘之功，在此穴上拔罐能调理肺脏功能，对于肺热引起的咳嗽、胸闷具有一定的治疗效果。

⌐ 用拔罐器将气罐吸附在中府穴上，留罐 5 ~ 10 分钟。 ⌐

(痰多，胸脘痞闷) ⊕ (丰隆)

痰湿汇集而壅于肺，则痰多，胸脘痞闷。对丰隆穴进行拔罐，可调理体内津液的输布，使水有所化，痰无所聚，从而达到化痰祛湿、宣肺的作用。

⌐ 将火罐吸附在丰隆穴上，留罐 15 分钟。 ⌐

(咽喉肿痛) ⊕ (合谷)

"面口合谷收"，合谷穴能治疗头面部诸多疾病，可清头面之热，且善清肺胃积热，对于肺热引起的咽喉肿痛有良好的治疗效果。

⌐ 用拔罐器将气罐吸附在合谷穴上，留罐 10 分钟。 ⌐

(发热恶寒) ⊕ (外关)

外关穴有清热解表的作用，为治热病的首选穴。对于热邪引起的表证，如发热恶寒等有良好的治疗效果。

⌐ 用闪火法将罐吸附在外关穴上，留罐 10 分钟。 ⌐

肺炎

引起肺炎的原因很多，症状也不相同。细菌性肺炎：高热、胸部刺痛，随呼吸和咳嗽加剧，咳铁锈色或少量脓痰，常伴有恶心、呕吐、周身不适和肌肉酸痛；病毒性肺炎：头痛、乏力、肌肉酸痛、发热、干咳或咳少量黏痰。

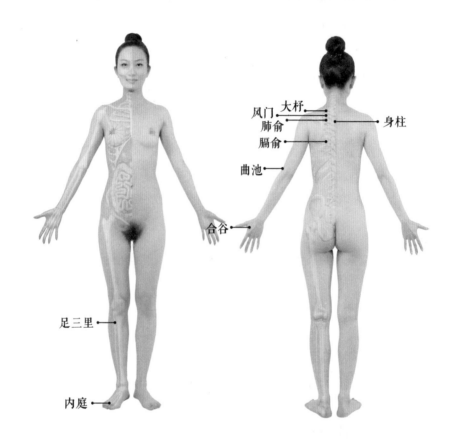

风门　大杼
肺俞　　　　身柱
膈俞
曲池
合谷
足三里
内庭

选穴及治疗方法

刺络拔罐法		
所选穴位	治疗方法	治疗频率
身柱、膈俞、内庭、风门、大杼、合谷、肺俞、曲池、足三里	用三棱针点刺每穴3～5下，风门、内庭挤出少量血，余穴用闪火法留罐5～10分钟	每日1次

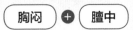

国医大师解析随症加穴

胸闷 ➕ 膻中

膻中穴为宽胸理气之首选穴，兼有止咳平喘、化痰的作用，对于肺气不舒或气机不畅所致的胸闷均有较好的治疗效果。

用拔罐器将气罐吸附在膻中穴上，留罐 5 ~ 10 分钟。

痰多 ➕ 丰隆

对丰隆穴进行拔罐，可调理体内津液的输布，使水有所化，痰无所聚，从而达到化痰祛湿、宣肺的作用。

将火罐吸附在丰隆穴上，留罐 5 ~ 10 分钟。

咳嗽无力，喘息自汗 ➕ 关元

气虚则咳之无力，自汗出，喘息。选用具有培补元气、理气和血作用的关元穴进行拔罐，能通过调补全身之气从而调补肺气，使肺的宣降作用正常发挥。

用闪火法将火罐吸附在关元穴上，留罐 5 ~ 10 分钟。

干咳无痰或少痰，痰黏带血 ➕ 肾俞

肾不纳气，则生咳，也会影响到肺的气机升降，引发干咳、咳痰带血等症状。在肾俞穴拔罐，有助于补肾纳气，使肺肾之气充足，从而达到止咳祛痰的目的。

用投火法将火罐吸附在肾俞穴上，留罐 5 ~ 10 分钟。

头痛

头痛既是一种常见病症，也是一个常见症状，可以发生于多种急慢性疾病过程中，有时亦是某些相关疾病加重或恶化的先兆。患者自觉头部包括前额、额颞、顶枕等部位疼痛，为本病的证候特征。

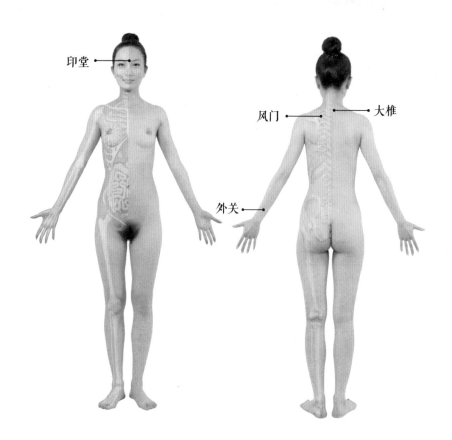

印堂

风门　　大椎

外关

选穴及治疗方法

留罐法		
所选穴位	治疗方法	治疗频率
大椎、风门	采取闪火法将罐吸附在穴位上，留罐 10 ~ 15 分钟	每日 1 次
印堂、外关	用拔罐器将罐吸附在穴位上，留罐 5 ~ 10 分钟	每日 1 次

国医大师解析随症加穴

痛如锥刺，痛处固定 **血海**

血瘀所致头痛，痛如锥刺，痛处固定。可选用具有活血、通窍、止痛作用的血海穴进行拔罐，血脉通畅则痛止。

> 先用三棱针点刺血海穴 3 ~ 5 下，再用闪火法留罐 10 分钟。

头胀痛，伴眩晕 **肝俞**

肝阳上亢，甚则肝风内动时，常会引发头晕头胀、目眩等症状，严重则头胀痛不已。可在肝俞穴处进行拔罐，以平肝潜阳、熄风止痛。

> 用闪火法将火罐吸附在肝俞穴上，留罐 5 ~ 10 分钟。

头痛而空，伴腰膝酸软 **肾俞**

肾虚不固，常引发头痛而空、眩晕耳鸣、腰膝酸软等症，治宜补肾固精。选用肾俞穴进行拔罐，以补肾培元、填精生髓，缓解头痛。

> 用闪火法将火罐吸附在肾俞穴上，留罐 5 ~ 10 分钟。

头痛昏蒙，胸脘满闷 **足三里**

痰湿蒙蔽清阳之府——头，或困于胸中，则致清阳不布，气血不畅而头痛昏蒙，胸脘满闷。选用足三里穴进行拔罐，可健脾化痰、降逆止痛。

> 用闪火法将火罐吸附在足三里穴上，留罐 10 分钟。

偏头痛

偏头痛是一类有家族发病倾向的周期性发作疾病，表现为发作性的偏侧搏动性头痛，伴恶心、呕吐及羞明，经一段间歇期后再次发病。在安静、黑暗环境内或睡眠后头痛缓解。在头痛发生前或发作时可伴有神经、精神功能障碍。

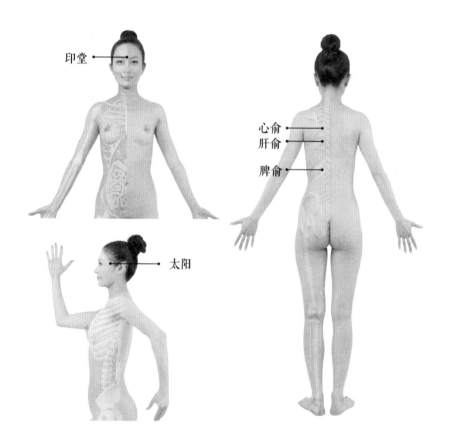

印堂

心俞
肝俞
脾俞

太阳

选穴及治疗方法

留罐法		
所选穴位	治疗方法	治疗频率
心俞、肝俞、脾俞	采取闪火法将罐吸附在穴位上，留罐 10～15 分钟	每日 1 次
印堂、太阳	用拔罐器将罐吸附在穴位上，留罐 5～10 分钟	每日 1 次

国医大师解析随症加穴

口渴欲饮 ➕ 大椎、肾俞

口渴欲饮为热伤津液的表现。大椎穴有清热解表的作用，可在大椎穴上拔罐以清热；肾俞穴可以益肾滋阴、增液润燥。两穴合用既清热又滋阴，能有效地缓解口渴。

用闪火法将火罐吸附在大椎、肾俞穴上，留罐 10 分钟。

恶风畏寒 ➕ 风门

风门穴祛风散邪，对于风寒之邪侵袭人体引起的恶风、畏寒等症状有一定疗效。可在风门穴进行拔罐，使汇聚于此的邪气得以外泄，畏寒症状得以缓解。

用毫针针刺风门穴，得气后用闪火法留罐 5 ~ 10 分钟。

脘腹痞满 ➕ 丰隆

脾胃功能失调，胃升降失司，胃气壅塞于中焦，脾失健运，化生痰液聚于中焦，则脘腹满闷不舒。刺激丰隆穴能健脾化痰，脾胃健运则胃气和，痰无以聚，脘腹舒畅。

用闪火法将罐吸附在丰隆穴上，从上至下进行推拉走罐 10 ~ 20 次。

头胀痛伴眩晕 ➕ 期门

肝气不舒则易引发头胀痛、眩晕等症。期门穴为肝之募穴，能疏调肝胆气机，理气活血，减轻头胀痛等症状。

用拔罐器将气罐吸附在期门穴上，留罐 5 ~ 10 分钟。

眩晕

眩晕多由情志、饮食内伤、体虚久病、失血劳倦及外伤等病因，引起风、火、痰、瘀上扰清空或精亏血少，清窍失养而致。以头晕、眼花为主要临床表现，轻者闭目可止，重者如坐车船，旋转不定，或伴有恶心、呕吐、汗出等症状。

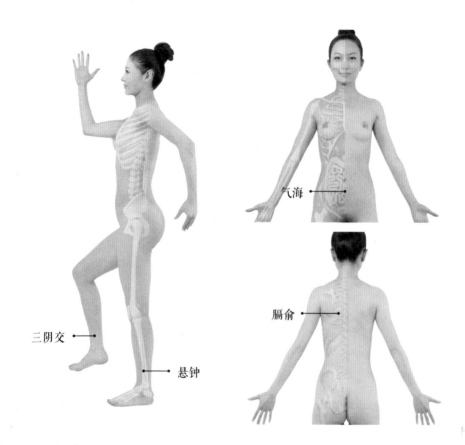

气海

三阴交

悬钟

膈俞

选穴及治疗方法

留罐法		
所选穴位	治疗方法	治疗频率
膈俞、气海	采取闪火法将罐吸附在穴位上，留罐5~10分钟	每日1次
三阴交、悬钟	用拔罐器将罐吸附在穴位上，留罐10分钟	每日1次

国医大师解析随症加穴

失眠，健忘 ➕ 印堂

心气不足则易致失眠、健忘，当补益心气、宁心安神。在印堂穴进行拔罐，有助于清心宁神，改善睡眠问题，减轻健忘症状。

> 用拔罐器将气罐吸附在印堂穴上，留罐5～10分钟。

神疲乏力，面色苍白 ➕ 脾俞

脾为后天之本，气血化生之源。脾气不足，脾失健运，生血物质缺乏则血液亏虚，面色苍白，神疲乏力。在脾俞穴处进行拔罐有助于健脾生血，脾健运则化源充足，气血旺盛。

> 用闪火法将罐吸附在脾俞穴上，留罐5～10分钟。

头重如裹，胸闷恶心 ➕ 丰隆

湿邪侵及人体，留滞于脏腑经络，最易阻滞气机，从而使气机升降失常。湿困于头面，则头重如裹；湿阻胸膈，气机不畅则胸闷；湿困脾胃，使脾胃纳运失职，升降失常则恶心、呕吐、不欲饮食。在丰隆穴处拔罐以祛湿化痰，使湿邪去而阳气自通。

> 用闪火法将罐吸附在丰隆穴上，取下后再吸附在穴位上，反复吸拔10次。

视力减退，腰膝酸软 ➕ 太溪

肝开窍于目，肝肾亏虚则视力减退，腰膝酸软。足少阴肾经之原穴太溪穴滋阴益肾、壮阳强腰，而"滋水"可"涵木"，使肝肾同补，有助于改善视力。

> 用闪火法将小号罐吸附在太溪穴上，留罐5～10分钟。

失眠

失眠是由于情志、饮食内伤、病后及年迈、心虚胆怯等引起心神失养或心神不安，从而导致经常不能获得正常睡眠。主要表现为入睡困难，时寐时醒，或醒后不能再睡，严重者可通宵难眠。常伴有精神不振、头痛、头晕、心悸等症状。

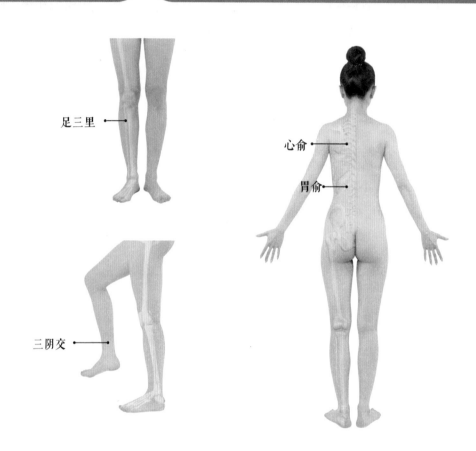

足三里

心俞

胃俞

三阴交

选穴及治疗方法

留罐法		
所选穴位	治疗方法	治疗频率
心俞、胃俞	采取闪火法将罐吸附在穴位上，留罐 5 ～ 10 分钟	每日 1 次
足三里、三阴交	用拔罐器将罐吸附在穴位上，留罐 10 分钟	每日 1 次

国医大师解析随症加穴

（心神不宁）＋（内关）

心主神志，当心气不足时，会产生心神不宁、失眠等症。内关穴为心之保健要穴，能调理心之气血，宁心安神。

> 用闪火法将小号罐吸附在内关穴上，留罐 10 分钟。

（心悸多梦，多疑善虑）＋（胆俞）

胆与肝相表里，胆主决断。胆气虚弱则易致心悸多梦，多疑善虑，而肝气不条达，气机不调畅，也会影响胆之气机平衡。胆俞穴为胆经经气传输之处，具有疏肝解郁、理气止痛的作用，刺激胆俞穴对胆腑有很好的保养作用。

> 用闪火法将罐吸附在胆俞穴上，留罐 5 ~ 10 分钟。

（急躁易怒，胸胁胀满）＋（肝俞）

肝失疏泄，则气机不畅，气机升降失调，而出现胸胁胀满。肝疏泄太过，则表现为急躁易怒。肝俞穴为肝脏的保健要穴，刺激肝俞穴可起到调肝护肝的作用，使肝之疏泄功能正常，气机调畅，脏腑活动正常协调。

> 先用闪火法将罐吸附在肝俞穴上，反复吸拔几次，再留罐 10 分钟。

（心悸健忘，纳差倦怠）＋（脾俞）

脾失健运则机体的消化吸收功能易失常，出现纳差、食欲不振、倦怠等表现。脾失健运，气血化生不足，心主血脉的功能也会受到影响，出现心悸、健忘等表现。刺激脾俞穴可增强脾脏的运化功能，促进血液生成，确保心血充足。

> 用闪火法将罐吸附在脾俞穴上，留罐 5 ~ 10 分钟。

心律失常

又称心悸，多因外感或内伤，致气血阴阳亏虚，心失所养；或痰饮瘀血阻滞，心脉不畅引起。主要表现为发作性心慌不安，心跳剧烈，不能自主，或一过性、阵发性、或持续时间较长，或一日数次发作，或数日一次发作。

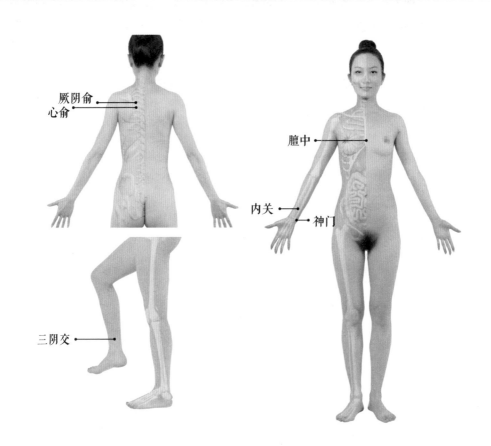

厥阴俞
心俞
膻中
内关
神门
三阴交

选穴及治疗方法

针罐法		
所选穴位	治疗方法	治疗频率
膻中、心俞、厥阴俞、内关、神门、三阴交	将毫针快速刺入皮下，待患者感到局部酸、沉、胀，施术者感到针下沉紧时，留针拔罐，用闪火法将罐吸拔在针刺穴位上，10分钟后起罐取针	每日1次

国医大师解析随症加穴

(胸闷气喘不能卧) ➕ (阴陵泉)

胸胁为气机升降之道路，湿阻胸膈，气机不畅则胸闷、气喘，甚则喘不能卧。阴陵泉穴为脾经的合穴，可以起到健脾除湿的作用。

用闪火法将罐吸附在阴陵泉穴上，留罐 5 ~ 10 分钟。

(头晕目眩，纳差乏力) ➕ (脾俞)

脾气不足，则脾失健运，出现纳差乏力的表现。气血化生不足则易致头晕目眩。脾俞穴能增强脾胃的运化功能，使气血化生有源，气血充足则体健有活力。

用闪火法将罐吸附在脾俞穴上，留罐 5 ~ 10 分钟。

(气短神疲，惊悸不安) ➕ (胆俞)

胆气不足，或肝失疏泄，使胆之功能受到影响，出现气短神疲、惊悸不安等表现。胆俞穴能补益心经和胆经的气血，达到宁心益胆之功效。

用闪火法将罐吸附在胆俞穴上，留罐 5 ~ 10 分钟。

(耳鸣腰酸，遗精盗汗) ➕ (肾俞)

肾气不足或肾精亏虚，易出现耳鸣、腰酸、遗精、盗汗等症状，可选用具有补肾固本、护肾强腰作用的肾俞穴进行拔罐。

用闪火法将罐吸附在肾俞穴上，留罐 5 ~ 10 分钟。

心绞痛

心绞痛是由于正气亏虚，饮食、情志、寒邪等引起的痰浊、瘀血、气滞、寒凝痹阻心脉所致。主要表现为膻中或左胸部发作性憋闷、疼痛，轻者偶发短暂轻微的胸部沉闷或隐痛，或为发作性膻中或左胸部含糊不清的不适感等。

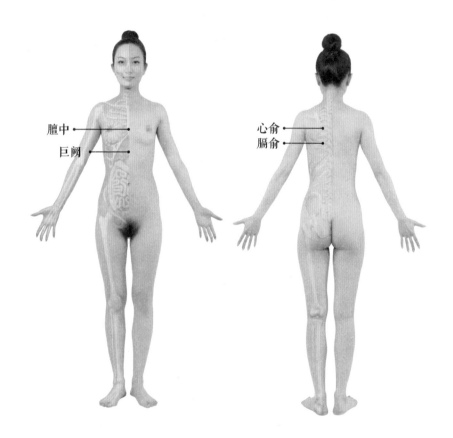

膻中
巨阙
心俞
膈俞

选穴及治疗方法

留罐法		
所选穴位	治疗方法	治疗频率
心俞、膈俞、膻中、巨阙	采取闪火法将罐吸附在穴位上，根据所拔罐的负压大小及患者的皮肤情况留罐5～10分钟	每日或隔日1次

国医大师解析随症加穴

心痛彻背，形寒肢冷 ➕ 关元

阳气不足或为外寒所伤，不能发挥其温煦作用，则见心痛彻背、形寒肢冷等症状。关元穴能温暖元阳，温煦机体，使肢冷等症状得到改善。

用闪火法将罐吸附在关元穴上，留罐 5 ~ 10 分钟。

形体肥胖，痰多气短 ➕ 丰隆

痰湿之人多肥胖，体内痰多，阻遏中气，常伴气短的表现。丰隆穴可调理体内津液的输布，使水有所化，痰无所聚，从而达到化痰祛湿的功效。

用闪火法将罐吸附在丰隆穴上，留罐 5 ~ 10 分钟。

痛有定处，舌有瘀斑 ➕ 养老

血瘀则舌有瘀斑，血瘀所致疼痛常表现为刺痛或痛有定处。养老穴有益血活血、舒筋通络之效，有助于改善血瘀所引起的症状。

用拔罐器将气罐吸附在养老穴上，留罐 5 ~ 10 分钟。

胸闷气短，倦怠乏力 ➕ 气海

气不足则胸闷、气短、倦怠乏力。气海穴能培补元气，使气之推动作用得以正常发挥，推动血液的生成、运行，以及津液的生成、输布和排泄，有助于人体正常生长、发育，为防病强身的重要穴位之一。

用闪火法将罐吸附在气海穴上，留罐 5 ~ 10 分钟。

胸闷

胸闷是一种自觉胸部闷胀及呼吸不畅的主观感觉。轻者可能由心脏、肺的功能失调引起。严重者感觉不适，如巨石压胸，甚至呼吸困难，为心肺二脏疾患引起，如冠心病、心肌供血不足或慢性支气管炎、肺气肿等。

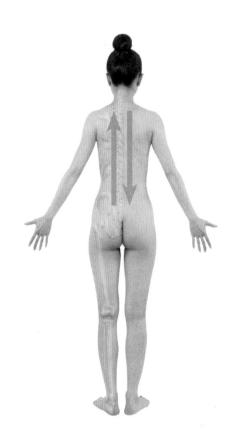

选穴及治疗方法

走罐法		
所选穴位	治疗方法	治疗频率
背部	在背部涂上适量的按摩乳或油膏，选择大小适宜的玻璃罐，用闪火法将罐吸拔于背部（自大椎、大杼至腰骶部），然后来回走罐数次。走罐时手法宜轻，直至局部皮肤潮红	每日或隔日1次

国医大师解析随症加穴

心悸气短，神倦怯寒  气海

气虚则气之推动、温煦作用减弱，表现为心悸、气短、神倦、怯寒。气海穴能益气助阳，温固下元，有效改善气短、怯寒等症状。

> 用闪火法将罐吸附在气海穴上，留罐 5 ~ 10 分钟。

胸部刺痛，固定不移 厥阴俞

血瘀于胸膈致局部气血运行不畅，出现胸部刺痛，痛处固定不移之症状。厥阴俞穴又称为心包俞穴，内应心包，能外泄心包之热。在此穴拔罐对促进局部及心包气血运行有一定的疗效。

> 先用三棱针点刺厥阴俞穴数次，再用闪火法留罐 10 分钟。

纳少倦怠 ➕ 足三里

气虚则倦怠、纳少。足三里穴能扶正培元、升降气机、补益正气，使体内之气充足而气机调畅，气之作用得以正常发挥。

> 用闪火法将罐吸附在足三里穴上，留罐 5 ~ 10 分钟。

心胸闷痛，如刺如绞 ➕ 膈俞

胸膈气机不利，气滞血瘀则心胸闷痛，如刺如绞。膈俞穴有理气宽胸、活血通脉之功效，可以防病祛病、保健养生。

> 用闪火法将罐吸附在膈俞穴上，沿膀胱经来回走罐数次。

神经衰弱

神经衰弱是一种以脑和躯体功能衰弱为主的神经症。神经衰弱主要表现为头痛、头晕、睡眠不佳、记忆力减退、疲惫无力等。神经衰弱的病因不明，但通常认为，是由于高级神经过度紧张后，神经活动处于相对疲乏的一种状态。

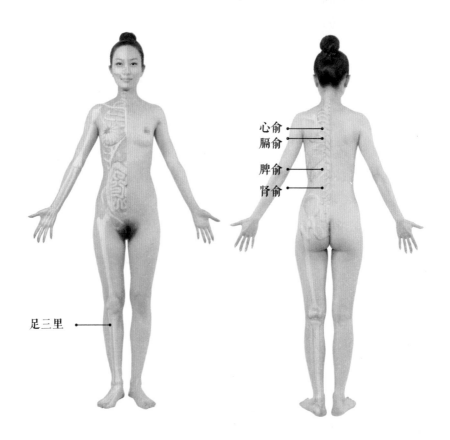

心俞
膈俞
脾俞
肾俞

足三里

选穴及治疗方法

留罐法		
所选穴位	治疗方法	治疗频率
心俞、膈俞、脾俞、肾俞、足三里	先用拇指指腹反复用力揉按各穴位5次，再用闪火法将罐吸附在穴位上，留罐5～10分钟	每3日1次

国医大师解析随症加穴

精神恍惚，心神不宁 内关

心气虚衰则心主神志的功能受到影响，出现精神恍惚、心神不宁等精神活动失常的表现。内关穴能宽胸理气、活血通络，在一定情况下可助心行血，为宁心安神之常用保健穴。

用闪火法将小号罐吸附在内关穴上，留罐 10 分钟。

胸胁胀满，脘闷嗳气 期门

肝失疏泄，气机升降失常，胸胁气机阻遏则胸胁胀满，脾胃气机停滞则脘闷嗳气。期门穴为肝之募穴，能疏调肝胆气机，理气活血。肝之疏泄正常，气机条达，则胸胁胀满、脘闷嗳气等气滞症状得以缓解。

用拔罐器将气罐吸附在期门穴上，留罐 10 分钟。

眩晕耳鸣，目干畏光 肝俞

肝肾同源，肝肾不足则出现眩晕、耳鸣、目干、畏光等症状。肝俞穴调理肝肾、清肝明目，有效改善眼部不适及肝肾亏虚之症。

用闪火法将罐吸附在肝俞穴上，留罐 5 ~ 10 分钟。

多疑易惊，心悸胆怯 胆俞

胆气虚弱则易致多疑易惊、心悸胆怯等症状。胆俞穴为胆经经气传输之处，具有疏肝解郁、理气止痛的作用，刺激胆俞穴对胆腑有很好的保养作用。

用闪火法将罐吸附在胆俞穴上，留罐 5 ~ 10 分钟。

癫痫

癫痫，俗称"羊角风""羊癫风"，系多种原因引起的脑部神经元群阵发性异常放电所致的发作性运动、感觉、意识、精神、自主神经功能异常的一种疾病，具有突然性、反复性的特点。

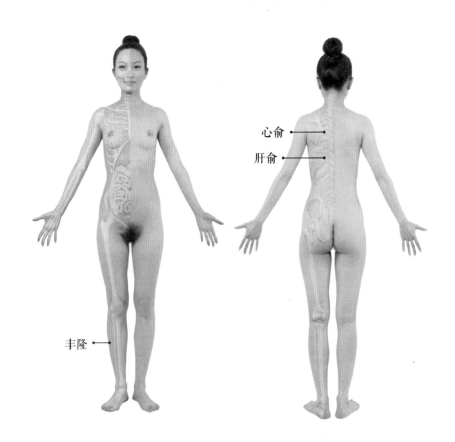

选穴及治疗方法

刺络拔罐法		
所选穴位	治疗方法	治疗频率
心俞、肝俞、丰隆	用三棱针点刺每穴3～5下，然后用闪火法将罐吸拔在穴位上，留罐5～10分钟	每日或隔日1次

国医大师解析随症加穴

（醒后头痛如裂）✚（印堂）

印堂穴能通经活络、通窍止痛，为治疗头痛的常用保健穴，对改善气血运行不畅引起的头痛有较好的治疗效果。

用闪火法将小号罐吸附在印堂穴上，留罐 5 ~ 10 分钟。

（急躁易怒，咳痰不爽）✚（太冲）

太冲穴能平肝泻热，对肝气不舒引起的急躁易怒有缓解作用。太冲穴还具有行气理气之功，用于调理气机不畅所致的咳痰不爽。

用拔罐器将气罐吸附在太冲穴上，留罐 10 分钟。

（头部刺痛）✚（膈俞）

头部气血瘀滞，则出现刺痛。膈俞穴有理气宽胸、活血通脉之功效，使头部气血运行通畅而止疼痛。

用闪火法将罐吸附在膈俞穴上，留罐 5 ~ 10 分钟。

（腰膝酸软，乏力）✚（肾俞）

肾气不足，则腰膝酸软、乏力，肾俞穴能补益肾气，助温固下元，增强肾藏精的功能，使精血巩固生命之根本。

用闪火法将罐吸附在肾俞穴上，留罐 5 ~ 10 分钟。

中风

中风是由于正气亏虚，饮食、情志、劳倦内伤等引起气血逆乱，导致脑脉痹阻或血溢脑脉之外为基本病机，以突然昏仆、半身不遂、口舌歪斜、言语謇涩或不语、偏身麻木为主要临床表现的病证。

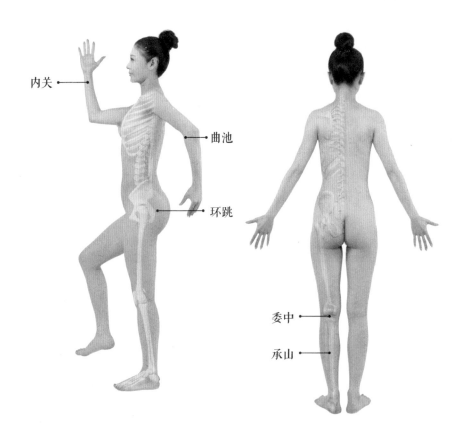

内关

曲池

环跳

委中

承山

选穴及治疗方法

留罐法		
所选穴位	治疗方法	治疗频率
环跳、承山	采取闪火法将罐吸附在穴位上，留罐 5 ～ 10 分钟	每日 1 次
曲池、内关、委中	用拔罐器将罐吸附在穴位上，留罐 10 分钟	每日 1 次

国医大师解析随症加穴

(肢体软弱，心悸自汗) ✚ (气海)

气是维持人体生命活动的最基本物质，当体内之气化生不足时，机体则会出现肢体软弱、心悸、自汗等气虚之表现。气海穴能培补元气，使气之生理作用正常发挥。

用闪火法将罐吸附在气海穴上，留罐 5 ~ 10 分钟。

(手足拘急，头晕目眩) ✚ (丰隆)

痰湿阻滞经络，气血运行不畅，出现手足拘急、头晕目眩之症。丰隆穴具有健脾化痰的功效，在丰隆穴拔罐能改善脾脏功能，调理人体的津液输布，使水有所化，痰无所聚。

用闪火法将罐吸附在丰隆穴上，留罐 5 ~ 10 分钟。

(头痛易怒，便秘尿黄) ✚ (太溪)

对于虚火引起的头痛易怒、便秘尿黄，可选择太溪穴进行拔罐，以达到滋肾阴、降虚火的目的，使症状得到减轻。

用拔罐器将气罐吸附在太溪穴上，留罐 10 分钟。

(下肢不遂) ✚ (阳陵泉)

阳陵泉穴是筋之会穴，为筋气聚会之处。刺激此穴可疏肝利胆、舒筋活络、解痉止痛，帮助患者改善下肢不遂，恢复腰膝强健的状态。

用闪火法将罐吸附在阳陵泉穴上，留罐 5 ~ 10 分钟。

高血压

高血压病是以动脉血压升高为主要临床表现的慢性全身性血管性疾病。连续三次不同日血压值高于140/90毫米汞柱即可诊断为高血压。本病多因精神过度紧张、饮酒过度、嗜食肥甘厚味等所致。

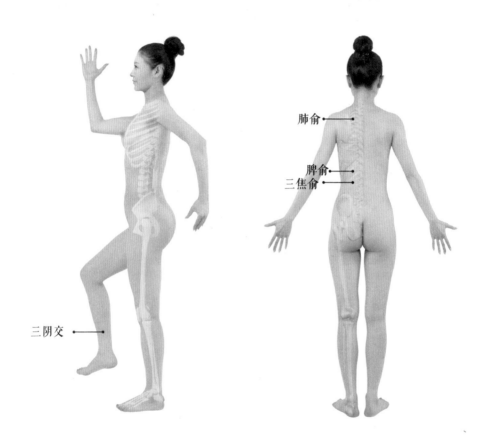

肺俞
脾俞
三焦俞
三阴交

选穴及治疗方法

留罐法		
所选穴位	治疗方法	治疗频率
肺俞、脾俞、三焦俞	采取闪火法将罐吸附在穴位上，留罐5～10分钟	每日1次
三阴交	用拔罐器将罐吸附在穴位上，留罐10分钟	每日1次

国医大师解析随症加穴

面红目赤 ⊕ 曲池

气血得热则行，热盛而血脉充盈，血色上荣，故面红目赤。曲池穴有清热和营的功效，可在此穴进行拔罐发挥其清热作用。

> 用闪火法将罐吸附在曲池穴上，留罐 5 ~ 10 分钟。

胸胁胀痛 ⊕ 太冲

肝主升发，喜条达，如果肝气升发不及，郁结不舒，就会出现胸胁胀痛等症状。太冲穴为肝经之俞穴、原穴，刺激该穴可疏肝理气，通调三焦，使人心平气和，养护肝脏健康。

> 用拔罐器将气罐吸附在太冲穴上，留罐 5 ~ 10 分钟。

身热不宁，心烦失眠 ⊕ 内关

内关穴有宁心安神理气的功效，常用于治疗晕车、心痛、心悸、失眠等病症。在此穴拔罐，对身热不宁、心烦失眠等症状有一定的疗效。

> 用拔罐器将气罐吸附在内关穴上，留罐 10 分钟。

头晕目眩，烦躁易怒 ⊕ 太溪

肝气升发太过时，常会出现头晕目眩、烦躁易怒等症状。可选用太溪穴拔罐以泄肝火，调节肝脏疏泄功能，使之恢复正常。

> 用拔罐器将气罐吸附在太溪穴上，留罐 10 分钟。

低血压

低血压的诊断标准为血压值低于90/60毫米汞柱。早期症状为头痛，多表现为隐痛，也可呈剧烈的搏动性疼痛或麻木性疼痛，两眼发黑、眩晕。晚期症状为失神，甚至晕厥倒地，常在突然改变体位，尤其是由蹲位突然起立时最易发生。

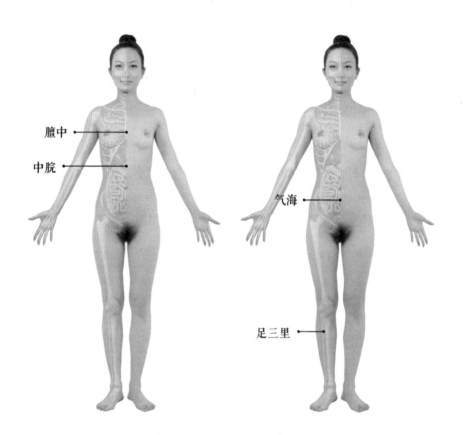

膻中

中脘

气海

足三里

选穴及治疗方法

留罐法		
所选穴位	治疗方法	治疗频率
中脘、气海	采取闪火法将罐吸附在穴位上，留罐5～10分钟	每日1次
膻中、足三里	用拔罐器将罐吸附在穴位上，留罐10分钟	每日1次

国医大师解析随症加穴

(畏寒肢冷，少气懒言) ➕ (命门)

命门之火为人身阳气之根本，当命门火衰时，其对机体各脏腑组织的推动、温煦作用会减弱，从而出现畏寒肢冷、少气懒言的症状。在命门穴拔罐，可以培元固本、温肾助阳，使命门之火旺盛，增强其对机体的温煦作用。

用投火法将罐吸附在命门穴上，留罐 5 ~ 10 分钟。

(头晕眼花，耳鸣耳聋) ➕ (肾俞)

肾气虚衰，气血不能上营于头部，而致头晕眼花、耳鸣耳聋，治当益肾助阳。通过在肾俞穴进行拔罐来调理肾气，补肾培元。

用投火法将罐吸附在命门穴上，留罐 5 ~ 10 分钟。

(胸闷，心慌) ➕ (心俞)

心气不足，则无力推动血液循环，易致胸闷、心慌等症，可选用具有调补心气、益气养血作用的心俞穴进行拔罐，以改善上焦血液循环，使上焦气血运行通畅。

用闪火法将罐吸附在心俞穴上，留罐 5 ~ 10 分钟。

(面色不华，纳差) ➕ (脾俞)

脾气不足，脾失健运，则纳差，此外脾主生血的生理功能还会受到影响。血液亏虚，血不能上荣于面，进而出现面色不华。脾俞穴能健脾和胃，调补脾脏气血，从而调补全身气血。

用闪火法将罐吸附在脾俞穴上，留罐 5 ~ 10 分钟。

高脂血症

血液中脂类含量超过正常值称为高脂血症。其临床特征为反复发作的腹痛，有时伴有发热，可出现黄色瘤。在皮肤、黏膜出现黄色丘疹称为疹型黄色瘤；发生于眼睑部称为睑黄色瘤；发生于跟肌腱、膝肌腱等处称为肌腱黄色瘤。

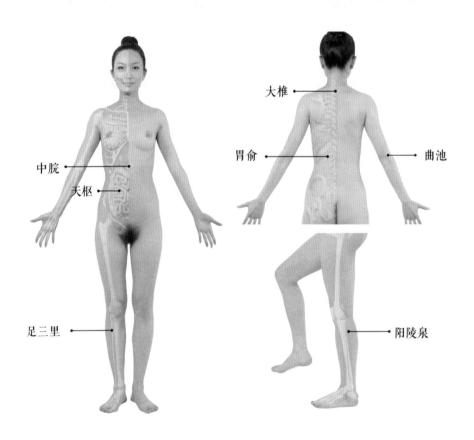

选穴及治疗方法

留罐法、针罐法		
所选穴位	治疗方法	治疗频率
大椎、胃俞、阳陵泉、曲池	采取闪火法将罐吸附在穴位上，留罐 5 ~ 10 分钟	每日 1 次
中脘、天枢、足三里	将毫针快速刺入穴位皮下，轻捻缓进，待有得针感后，留针拔罐，用闪火法将罐吸拔在穴位上，10 分钟后起罐取针	每日 1 次

国医大师解析随症加穴

 肋肋疼痛，恶心厌油 + 肝俞

　　肝气不舒，气机阻遏于胁肋则胁肋疼痛；协调脾胃气机升降的作用失常则恶心厌油。肝俞穴能疏肝和胃，调理肝脏与脾胃功能。

用闪火法将罐吸附在肝俞穴上，留罐 5 ~ 10 分钟。

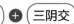 胁痛绵绵，头晕目眩 + 三阴交

　　三阴交穴有益肝肾、理气血的功效，对肝肾不足、肝血生化无源，无以滋养胁肋，气血不能上达头面而引起的胁痛绵绵、头晕目眩等症状均有调养作用。

用闪火法将罐吸附在三阴交穴上，留罐 5 ~ 10 分钟。

 体胖肢倦，食欲不佳 + 脾俞

　　脾主运化水谷和水湿，当脾失健运时，易出现食欲不佳等症状；脾失健运时，其运化水湿的功能也会失常，导致水液在体内停滞，产生水湿，甚至水肿，出现体胖、肢倦的症状。脾俞穴能健脾利湿，促进脾胃消化功能及脾运化水湿的功能。

用闪火法将罐吸附在脾俞穴上，沿膀胱经来回走罐数次，再留罐5分钟。

 痰多，脘痞呕恶 + 丰隆

　　痰湿停滞于中焦，易阻遏气机，使脾胃气机升降失调，出现痰多、脘痞呕恶之症。丰隆穴具有健脾化痰的功效，在丰隆穴拔罐能改善脾脏功能，调理人体的津液输布，使水有所化，痰无所聚。

用闪火法将罐吸附在丰隆穴上，留罐 5 ~ 10 分钟。

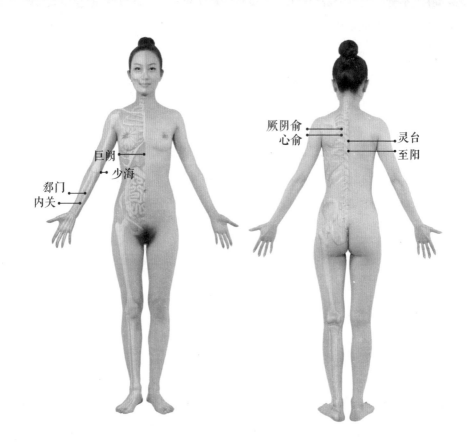

冠心病

冠心病的全称是冠状动脉粥样硬化性心脏病，是指冠状动脉粥样硬化导致的心肌缺血、缺氧而引起的心脏病。冠心病可分为心绞痛型冠心病、心肌梗死型冠心病、隐匿型冠心病、心肌纤维化型冠心病、猝死型冠心病。

厥阴俞
心俞
灵台
至阳
巨阙
少海
郄门
内关

选穴及治疗方法

针罐法		
所选穴位	治疗方法	治疗频率
心俞、厥阴俞、灵台、至阳	将毫针快速刺入穴位皮下，待有针感后，留针10分钟后起针，再用闪火法将罐吸拔在穴位上，留罐5～10分钟。两组穴位交替进行	每日1次
巨阙、内关、郄门、少海		

国医大师解析随症加穴

胸闷气喘 ➕ 中府

肺主气,调节气的升降出入运动,使全身的气机调畅。当肺调节气机之功能失常时,其宣发不及,则气郁胸中,出现胸闷、气喘的症状。中府穴能调理肺脏气机,使肺发挥正常的宣降作用。

用拔罐器将气罐吸附在中府穴上,留罐10分钟。

头晕目眩,乏力便溏 ➕ 脾俞

脾失健运,水湿上泛头目而致头晕目眩;运化水谷失常,则乏力、便溏。当选用具有健脾利湿的脾俞穴进行拔罐。

用闪火法将罐吸附在脾俞穴上,留罐5~10分钟。

畏寒肢冷,腰膝酸软 ➕ 命门

命门之火为人身阳气之根本,当命门火衰时,其对机体各脏腑组织的推动、温煦作用会减弱,从而出现畏寒肢冷、腰膝酸软的症状。在命门穴拔罐,可以培元固本、温肾助阳,使命门之火旺盛,增强其对机体的温煦作用。

用拔罐器将气罐吸附在命门穴上,留罐5~10分钟。

神疲倦怠,纳食不佳 ➕ 足三里

当脾胃功能失常时,则会出现神疲倦怠、纳食不佳等症状。足三里是足阳明胃经合穴,可和胃健脾、补养气血,可在此穴进行拔罐以调补脾胃。

用拔罐器将气罐吸附在足三里穴上,留罐5~10分钟。

糖尿病

中医称为消渴病，其典型症状为"三多一少"：多尿，指尿量和排尿的次数都有所增加，尿液泡沫多，尿渍发白、发黏；多饮，口渴而思饮；多食，饮食次数和进食量都明显增多；消瘦，体重迅速减轻也是糖尿病的主要症状。

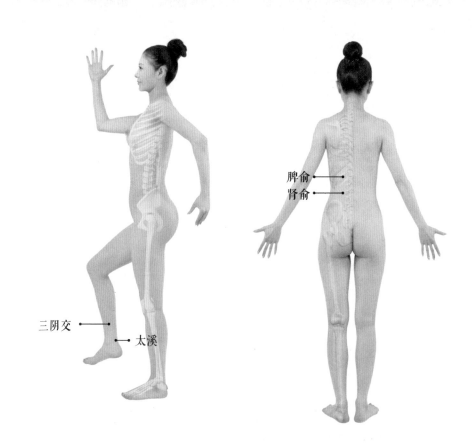

脾俞
肾俞
三阴交
太溪

选穴及治疗方法

留罐法		
所选穴位	治疗方法	治疗频率
脾俞、肾俞	采取闪火法将罐吸附在穴位上，留罐 5 ~ 10 分钟	每日 1 次
三阴交、太溪	用拔罐器将罐吸附在穴位上，留罐 10 分钟	每日 1 次

国医大师解析随症加穴

（ 烦渴多饮，口干舌燥 ）➕（ 肺俞 ）

肺的宣发和肃降对体内水液输布、运行和排泄起着疏通和调节作用。当肺的宣降功能失调时，则易出现烦渴多饮、口干舌燥的表现。肺俞穴具有宣肺润肺、生津止渴的功效。

> **用闪火法将罐吸附在肺俞穴上，留罐 5 ~ 10 分钟。**

（ 多食善饥，大便干燥 ）➕（ 胃俞 ）

胃火过盛时，胃的腐熟水谷功能亢进，易致多食善饥、大便干燥。胃俞穴能清胃泻火、和中养阴、调和肠胃，有助于改善以上症状。

> **用闪火法将罐吸附在胃俞穴上，留罐 5 ~ 10 分钟。**

（ 四肢欠温 ）➕（ 关元 ）

人体的体温，需要气的温煦作用来维持。气的温煦作用是通过激发和推动各脏腑器官生理功能，促进机体的新陈代谢来实现的。气虚而温煦作用减弱，则可出现四肢欠温等寒性病理变化。关元穴具有培补元气、理气和血的功效。

> **用闪火法将罐吸附在关元穴上，留罐 5 ~ 10 分钟。**

（ 尿浊尿甜，皮肤瘙痒 ）➕（ 复溜 ）

肾脏主持和调节水液代谢，肾脏的气化作用将各脏腑组织代谢利用后的浊液排出体外。当肾阴不足时，会出现尿浊尿甜、皮肤瘙痒等症状。复溜穴为治疗津液失调的要穴，有补肾益阴、温阳利水的功效。

> **用闪火法将罐吸附在复溜穴上，留罐 10 分钟。**

打嗝

中医称为"呃逆"，以喉间呃呃连声，声短而频，令人不能自止为主症。打嗝的病因有饮食不当、情志不遂、脾胃虚弱等。打嗝的病位在膈，病变关键脏腑为胃，并与肺、肝、肾有关。产生打嗝的主要病机为胃气上逆动膈。

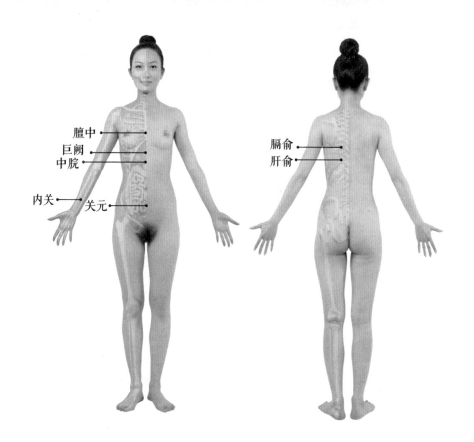

膻中
巨阙
中脘
内关　关元

膈俞
肝俞

选穴及治疗方法

留罐法		
所选穴位	治疗方法	治疗频率
膈俞、肝俞、中脘	采取闪火法将罐吸附在穴位上，留罐 5 ~ 10 分钟	每日 1 次
膻中、巨阙、关元、内关	用拔罐器将罐吸附在穴位上，留罐 10 分钟	每日 1 次

国医大师解析随症加穴

(嗝声沉缓有力) ➕ (建里)

寒气蕴蓄于胃，胃失和降，胃气上逆而致嗝声沉缓有力，可选择在建里穴拔罐，以和胃健脾、通降腑气。

用闪火法将罐吸附在建里穴上，留罐 5 ~ 10 分钟。

(大便秘结，肠鸣腹胀) ➕ (天枢)

气机郁滞，脾伤气结，导致腑气郁滞，通降失常，大便干燥秘结、肠鸣腹胀。天枢穴能理气健脾，调理肠胃，对治疗便秘、消化不良、腹泻等病症均有一定疗效。

用闪火法将罐吸附在天枢穴上，留罐 5 ~ 10 分钟。

(胸胁满闷，嗳气纳减) ➕ (期门)

肝气升发不及，郁结不舒，就会出现胸胁满闷症状，脾胃消化吸收功能也会受到影响，脾胃气机升降失常，出现嗳气、纳减等症状。期门穴具有疏肝健脾、理气活血的功效，能调理肝、脾、胃功能，使之达到平衡状态。

用拔罐器将气罐吸附在期门穴上，留罐 10 分钟。

(嗝声洪亮，口臭烦渴) ➕ (内庭)

胃热内生，腑气不行，胃失和降，胃气上逆动膈，则出现嗝声洪亮、口臭烦渴症状。选择在内庭穴拔罐，能清胃泻火、理气降逆。

用拔罐器将气罐吸附在内庭穴上，留罐 10 分钟。

呕吐

呕吐是由于胃失和降、胃气上逆所致的以饮食、痰涎等胃内之物从胃中上涌，自口而出的一种病症。饮食不节、情志不遂、寒暖失宜以及闻及不良气味等，皆可诱发呕吐，或使呕吐加重。呕吐常伴有恶心厌食、胸脘痞闷不舒等症。

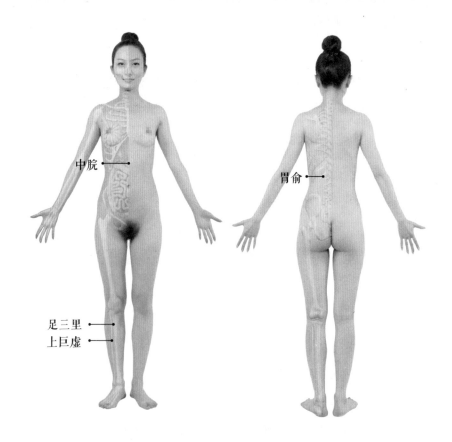

中脘

胃俞

足三里
上巨虚

选穴及治疗方法

留罐法		
所选穴位	治疗方法	治疗频率
胃俞、中脘	采取闪火法将罐吸附在穴位上，留罐 5 ~ 10 分钟	每日 1 次
足三里、上巨虚	用拔罐器将罐吸附在穴位上，留罐 10 分钟	每日 1 次

国医大师解析随症加穴

(呕吐量多, 伴恶寒发热) ➕ (外关)

风热之邪犯胃, 致胃失和降, 胃气上逆而发呕吐时, 可表现为呕吐量多, 伴恶寒发热。治疗时可以选用外关穴进行拔罐, 以清热解表、祛火通络。

用拔罐器将气罐吸附在外关穴上, 留罐5～10分钟。

(呃逆不止) ➕ (天突)

肺气、胃气同主降, 若肺胃之气逆, 皆可使膈间气机不畅, 逆气上出于喉间, 而致呃逆不止。可在天突穴进行拔罐, 以顺气解郁、降逆止呃。

用拔罐器将气罐吸附在天突穴上, 留罐5～10分钟。

(脘闷纳差, 呕吐痰涎) ➕ (丰隆)

脘闷纳差、呕吐痰涎, 多为痰饮停胃, 当痰饮之邪随胃气上逆之时, 常发生呕吐。选用丰隆穴进行拔罐, 能健脾祛湿、化痰止呕。

用闪火法将罐吸附在丰隆穴上, 留罐5～10分钟。

(呕吐酸苦热臭) ➕ (内庭)

胃火上犯, 则呕吐酸苦热臭。内庭穴能清热解毒、泻诸火, 使胃内之火得泻而止呕。

用拔罐器将气罐吸附在内庭穴上, 留罐5～10分钟。

消化不良

消化不良是指具有上腹痛、上腹胀、嗳气、食欲不振、恶心、呕吐等不适症状，经检查排除引起上述症状的器质性疾病的一组临床综合征，主要是由胃动力障碍所引起的。长期消化不良易导致肠内平衡紊乱，出现腹泻、便秘、腹痛等症状。

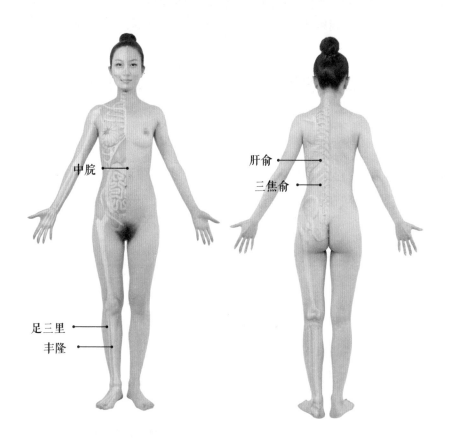

选穴及治疗方法

留罐法		
所选穴位	治疗方法	治疗频率
肝俞、三焦俞、中脘	采取闪火法将罐吸附在穴位上，留罐 5 ~ 10 分钟	每日 1 次
丰隆、足三里	用拔罐器将罐吸附在穴位上，留罐 10 分钟	每日 1 次

国医大师解析随症加穴

(恶心呕吐) ➕ (内关)

消化不良常伴随恶心呕吐等症状。恶心呕吐多为胃气上逆所致，内关穴为止呕要穴，功擅理气降逆，对缓解呕吐、晕车等症皆有效。

> 用闪火法将小号罐吸附在内关穴上，留罐 5 ~ 10 分钟。

(烦躁不安) ➕ (心俞)

胃中之气上逆，气机阻滞，阻于胸膈，则易引起烦躁不安。选用心俞穴进行拔罐，能宽胸理气、通络安神。

> 用闪火法将罐吸附在心俞穴上，留罐 5 ~ 10 分钟。

(腹痛胀满，小便黄如米泔) ➕ (胃俞)

胃中气机逆乱，不能腐熟胃中水谷，则腹痛胀满、小便黄如米泔。可在胃俞穴进行拔罐，以健脾助运、和胃降逆。

> 用闪火法将罐吸附在胃俞穴上，留罐 5 ~ 10 分钟。

(面色萎黄，大便稀溏) ➕ (脾俞)

脾气虚弱，脾失健运，则气血化生无源，气血不足则面色萎黄、大便稀溏。脾俞穴能健脾和胃，调理脾胃功能，促进营养物质消化吸收。

> 用闪火法将罐吸附在脾俞穴上，留罐 5 ~ 10 分钟。

胃痛

胃痛是由于胃气阻滞，胃络瘀阻，胃失所养，不通则痛导致的以上腹胃脘部疼痛为主症的一种脾胃病症。其疼痛的性质表现为胀痛、隐痛、刺痛、灼痛、闷痛、绞痛等，可有压痛，按之其痛或增或减，但无反跳痛。

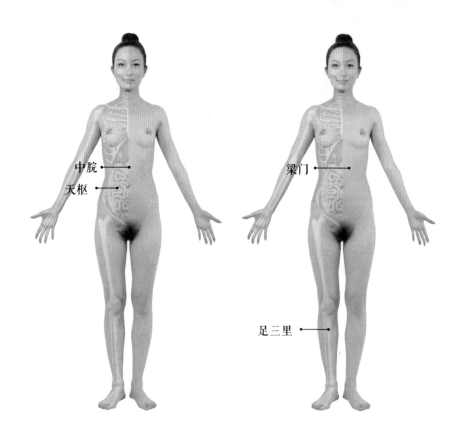

选穴及治疗方法

针罐法		
所选穴位	治疗方法	治疗频率
中脘、天枢、梁门、足三里	将毫针快速刺入穴位皮下，待有得针感后，立即用闪火法将罐吸拔在穴位上，留罐 5 ~ 10 分钟后起罐取针	每日 1 次

国医大师解析随症加穴

(食后痛甚，呕血便黑) ➕ (膈俞)

气滞日久，血行瘀滞，或久痛入络，胃络受阻，或胃出血后，离经之血未除，以致瘀血内停，胃络阻滞不通，均可引起瘀血胃痛，可表现为食后痛甚、呕血便黑。膈俞穴能理气宽胸、活血通脉，加速胃部血液流通，缓解胃部之血瘀症状。

用闪火法将罐吸附在膈俞穴上，留罐 5 ~ 10 分钟。

(胃脘胀满，频繁嗳气) ➕ (胃俞)

胃气虚弱，中焦虚寒，致使胃失温养，发生胃痛或胃脘胀满、频繁嗳气等症状。胃俞穴能和胃健脾，强健脾胃功能，使胃痛得以缓解，胃胀、嗳气得以消减。

用闪火法将罐吸附在胃俞穴上，留罐 5 ~ 10 分钟。

(大便溏薄，神疲乏力) ➕ (气海)

中气不足，脾胃功能虚弱，运化水谷功能减弱，则出现大便溏薄、神疲乏力等症状。气海穴为先天元气之海，有培补元气之功，能调补中气，强健脾胃功能。

用闪火法将罐吸附在气海穴上，留罐 5 ~ 10 分钟。

(脘痛连胁，心烦易怒) ➕ (太冲)

肝失疏泄，肝郁气滞，横逆犯胃，以致胃气失和，胃气阻滞，即可发为胃痛，常表现为脘痛连胁、心烦易怒等症状。太冲穴疏肝养血，肝气条达，则脾胃之受纳运化、中焦气机之升降皆得以正常运行。

用拔罐器将气罐吸附在太冲穴上，留罐 5 ~ 10 分钟。

胃下垂

胃下垂是直立时胃下缘位于髂嵴连线以下5厘米，或胃小弯弧线最低点降到髂嵴连线以下的位置，同时伴有胃的排空功能障碍的疾病。其临床表现为腹胀、恶心、嗳气、胃痛，偶有便秘、腹泻。可伴有眩晕、乏力、体位性低血压、昏厥等症状。

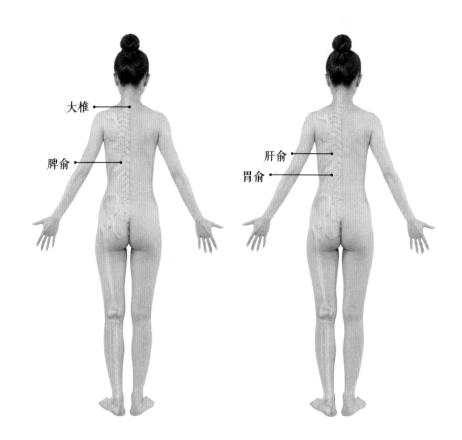

大椎

脾俞

肝俞

胃俞

选穴及治疗方法

留罐法		
所选穴位	治疗方法	治疗频率
大椎、胃俞、脾俞、肝俞	采取闪火法将罐吸附在穴位上，留罐5～10分钟	每日1次

国医大师解析随症加穴

(嘈杂嗳气，恶心呕吐) ➕ (内关)

中气下降，胃气升降失常，则胃中嘈杂、嗳气、恶心、呕吐。选用内关穴进行拔罐，能宽胸利膈、理气止呕。

用拔罐器将气罐吸附在内关穴上，留罐 10 分钟。

(畏寒喜暖，得温痛减) ➕ (关元)

元气不足，气之温煦作用减弱，机体代谢功能也随之减弱，则出现畏寒喜暖、得温痛减的表现。选用关元穴进行拔罐，能培补元气、理气和血，调理中焦之气。

用闪火法将罐吸附在关元穴上，留罐 5 ~ 10 分钟。

(脘腹胀满，烦闷不舒) ➕ (三阴交)

脾气不足，肝气不舒，则脘腹胀满、烦闷不舒。选用三阴交穴进行拔罐，可以益气健脾、调养肝肾，使脾气健运，运化能力如常，肝之疏泄功能也随之正常。

用闪火法将罐吸附在三阴交穴上，留罐 5 ~ 10 分钟。

(面色萎黄，不思饮食) ➕ (足三里)

脾胃虚弱，其运化水谷之功能失常，会出现面色萎黄、不思饮食之症状。足三里是足阳明胃经合穴，可和胃健脾、补养气血，可在此穴进行拔罐以调补脾胃。

用拔罐器将气罐吸附在足三里穴上，留罐 5 ~ 10 分钟。

消化性溃疡

消化性溃疡即胃、十二指肠溃疡，本病的症状轻重不一，轻者可无症状，重者以长期性、周期性和节律性中上腹痛为主，同时可伴有唾液分泌增多、反胃、吐酸水、嗳气、恶心、呕吐、失眠、缓脉及多汗等症状。

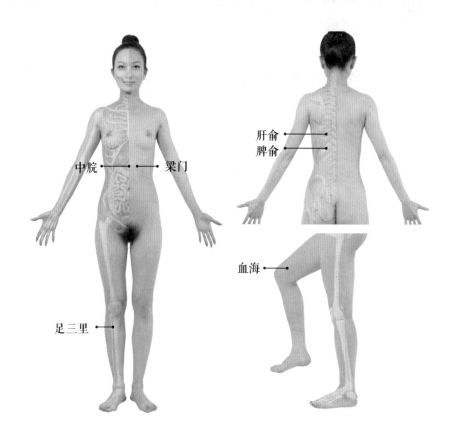

中脘 ●—— ●—— 梁门
肝俞
脾俞
血海
足三里 ●——

选穴及治疗方法

留罐法		
所选穴位	治疗方法	治疗频率
中脘、梁门、肝俞、脾俞、血海	采取闪火法将罐吸附在穴位上，留罐5～10分钟	每日1次
足三里	用拔罐器将罐吸附在穴位上，留罐10分钟	每日1次

国医大师解析随症加穴

（腹中刺痛，痛处不移）➕（膈俞）

气滞日久，血行瘀滞，中焦受阻，或胃出血后，离经之血未除，以致瘀血内停，中焦血络阻滞不通，可出现瘀血症状，常表现为腹中刺痛，痛处不移。膈俞穴能理气宽胸、活血通脉，加速血液流通，缓解血瘀症状。

用闪火法将罐吸附在膈俞穴上，留罐 5 ~ 10 分钟。

（四肢不温，冷汗淋漓）➕（命门）

命门之火为人身阳气之根本。当命门火衰时，其对机体各脏腑组织的推动、温煦作用会减弱，从而出现四肢不温、冷汗淋漓的症状。选用命门穴进行拔罐，可以培元固本、温肾助阳，使命门之火旺盛，增强其对机体的温煦作用。

用投火法将罐吸附在命门穴上，留罐 5 ~ 10 分钟。

（嗳气，呕吐）➕（合谷）

胃热火郁，胃气升降功能受阻，则出现嗳气、呕吐之症。合谷穴能清热理气，改善脾胃功能，还能调节内分泌，平衡免疫系统。

用拔罐器将气罐吸附在合谷穴上，留罐 5 ~ 10 分钟。

（腹痛灼热，得凉痛减）➕（阴陵泉）

热结于肠，腑气不通，气机阻滞，则发为腹痛，常表现为腹痛灼热，得凉痛减。阴陵泉穴能清利湿热、健脾理气，调节脾胃湿热。

用闪火法将罐吸附在阴陵泉穴上，留罐 5 ~ 10 分钟。

慢性胆囊炎

慢性胆囊炎是由急性或亚急性胆囊炎反复发作，或长期存在的胆囊结石所致的胆囊功能异常。慢性胆囊炎表现为反复发作且轻重不一的腹胀，右上腹及上腹不适或疼痛，常放射至右肩背，伴嗳气、泛酸等症状，进食油腻食物后症状加剧。

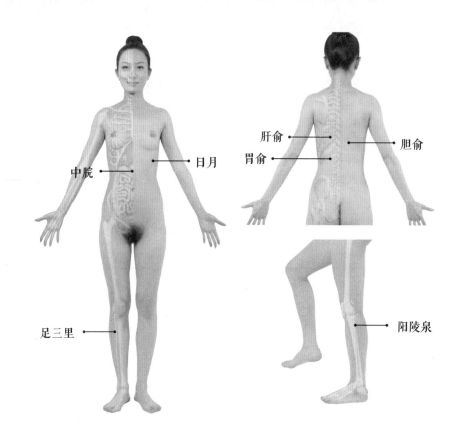

中脘　　日月　　肝俞　　胆俞　　胃俞　　足三里　　阳陵泉

选穴及治疗方法

留罐法、针罐法		
所选穴位	治疗方法	治疗频率
中脘、日月、阳陵泉、足三里	采取闪火法将罐吸附在穴位上，留罐5～10分钟	每日1次
肝俞、胆俞、胃俞	将毫针刺入穴位中，得气后留针，用闪火法将罐吸拔在留针的穴位上，留罐5～10分钟后起罐取针	每日1次

国医大师解析随症加穴

(泛恶呕逆，口苦咽干) ➕ (章门)

肝之疏泄功能失常，累及胆腑，气机郁滞，或郁而化火，肝气犯胃，胆液通达降泄失常，则出现泛恶呕逆、口苦咽干等症状。章门穴有疏肝健脾、理气散结之功效，通过刺激此穴可缓解以上症状。

用闪火法将小号罐吸附在章门穴上，留罐 5 ~ 10 分钟。

(口苦，尿赤) ➕ (阴陵泉)

邪热外袭，或感受湿邪化热，或湿热内侵，蕴结胆腑，气机郁滞，胆液通降失常而为之郁滞，则出现口苦、尿赤等症状。阴陵泉穴能清利湿热、健脾理气。

用闪火法将小号罐吸附在阴陵泉穴上，留罐 5 ~ 10 分钟。

(胁肋隐痛，头晕目眩) ➕ (太溪)

肝气升发太过时，常会出现头晕目眩、胁肋隐痛等症状，可选用太溪穴拔罐以泄肝火，调节肝脏疏泄功能，使之恢复正常。

用拔罐器将气罐吸附在太溪穴上，留罐 10 分钟。

(情志不舒，善太息) ➕ (太冲)

肝脏疏泄失常，导致情志不舒、善太息。在太冲穴进行拔罐，可疏肝理气，通调三焦，使人心平气和，养护肝脏健康，远离疾病困扰。

用拔罐器将气罐吸附在太冲穴上，留罐 5 ~ 10 分钟。

脂肪肝

脂肪肝是指由于各种原因引起的肝细胞内脂肪堆积过多的病变。轻度脂肪肝无临床症状，容易被忽视。中度脂肪肝有类似慢性肝炎的表现，可见食欲差、乏力、恶心等，肝脏轻度肿大，少数患者可见脾肿大和肝掌。

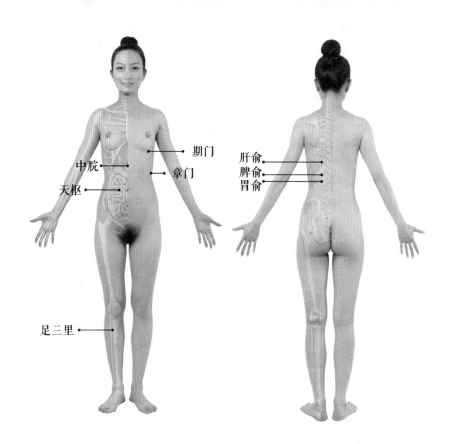

选穴及治疗方法

留罐法、闪罐法		
所选穴位	治疗方法	治疗频率
肝俞、脾俞、胃俞、期门、足三里	采取闪火法将罐吸附在穴位上，留罐 5 ~ 10 分钟	每日 1 次
中脘、章门、天枢	用闪火法将罐吸拔于穴位上，然后将罐立即取下，再次吸拔于穴位上，如此反复多次至皮肤潮红为度	每日 1 次

国医大师解析随症加穴

胁痛如刺，痛处不移 ＋ 膈俞

气滞日久，血行瘀滞，瘀血内停，肝脏血络阻滞不通，可出现瘀血症状，常表现为胁痛如刺，痛处不移。膈俞穴能理气宽胸、活血通脉，加速血液流通，缓解血瘀症状。

用闪火法将罐吸附在膈俞穴上，留罐 5 ~ 10 分钟。

恶心，呕吐，口苦 ＋ 丰隆

痰湿停滞于中焦，易阻遏气机，使脾胃气机升降失调，出现恶心、呕吐、口苦的症状。丰隆穴具有健脾化痰的功效，在丰隆穴拔罐能改善脾脏功能，调理人体的津液输布，使水有所化，痰无所聚。

用闪火法将罐吸附在丰隆穴上，留罐 5 ~ 10 分钟。

胁痛绵绵，头晕目眩 ＋ 三阴交

三阴交穴有益肝肾、理气血的功效，对肝肾不足，肝血生化无源，无以滋养胁肋，气血不能上达头面而引起的胁痛绵绵、头晕目眩等症状均有调养作用。

用闪火法将罐吸附在三阴交穴上，留罐 5 ~ 10 分钟。

情志不舒，胸闷气短 ＋ 太冲

肝脏疏泄失常，导致情志不舒、胸闷气短。在太冲穴进行拔罐，可疏肝理气，通调三焦，使人心平气和，养护肝脏健康，远离疾病困扰。

用拔罐器将气罐吸附在太冲穴上，留罐 5 ~ 10 分钟。

腹胀

腹胀，即腹部胀大或胀满不适，并且常伴有相关的症状，如呕吐、腹痛、腹泻、嗳气、便秘等。腹胀多由脾胃虚弱或肝胃气滞导致气机升降失常，浊气上逆所致。

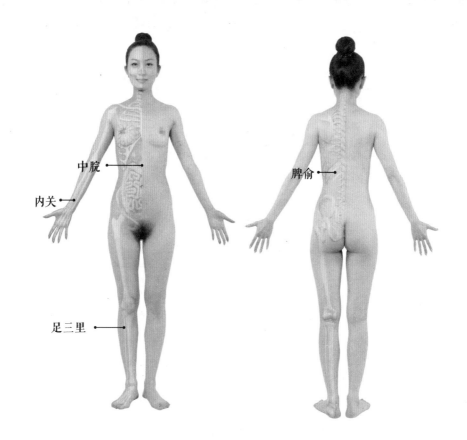

中脘
内关
足三里
脾俞

选穴及治疗方法

留罐法		
所选穴位	治疗方法	治疗频率
中脘、脾俞	采取闪火法将罐吸附在穴位上，留罐5～10分钟	每日1次
内关、足三里	用拔罐器将罐吸附在穴位上，留罐10分钟	每日1次

国医大师解析随症加穴

(大便溏薄，神疲乏力) + (气海)

中气不足，脾胃功能虚弱，运化水谷功能减弱，则出现大便溏薄、神疲乏力等症状。气海穴为先天元气之海，有培补元气之功，能调补中气，强健脾胃功能。

┌───┐
用闪火法将罐吸附在气海穴上，留罐 5 ~ 10 分钟。
└───┘

(嗳腐吞酸，矢气后胀减) + (天枢)

气机郁滞，脾伤气结，导致腑气郁滞，通降失常，则嗳腐吞酸，矢气后胀减。天枢穴能理气健脾，调理肠胃，对治疗便秘、消化不良、腹泻、腹胀等病症均有一定疗效。

┌───┐
用闪火法将罐吸附在天枢穴上，留罐 5 ~ 10 分钟。
└───┘

(大便干结，口臭) + (合谷)

胃热火郁，胃气升降功能受阻，传导失职，则出现大便干结、口臭的症状。合谷穴能清热理气，改善脾胃功能，还能调节内分泌，平衡免疫系统。

┌───┐
用拔罐器将气罐吸附在合谷穴上，留罐 5 ~ 10 分钟。
└───┘

(嗳气食少，胸胁胀闷) + (肝俞)

肝失疏泄，上犯胃土，可出现胸胁胀闷之肝气郁结症状，还可出现胃气不降的嗳气、食少等肝胃不和症状。在肝俞穴拔罐能疏肝和胃、理气开郁。

┌───┐
用闪火法将罐吸附在肝俞穴上，留罐 5 ~ 10 分钟。
└───┘

腹泻

腹泻的主要症状为排便次数增多，大便稀薄，水样或带有不消化食物，伴有肠鸣、腹痛、食欲不振、面色无华、神疲乏力、消瘦等症。外感风寒暑湿热等邪气，内伤饮食情志、脏腑失调皆可导致腹泻。

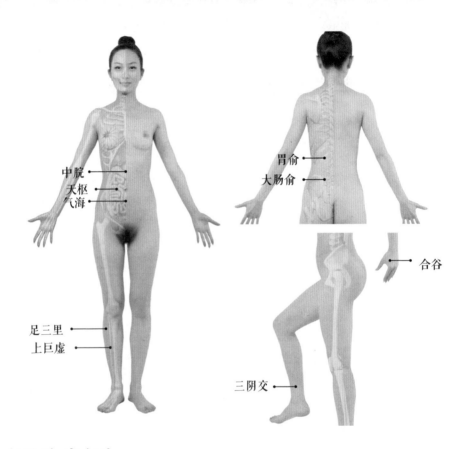

中脘
天枢
气海

胃俞
大肠俞

合谷

足三里
上巨虚

三阴交

选穴及治疗方法

留罐法		
所选穴位	治疗方法	治疗频率
1. 中脘、天枢、气海、合谷、足三里 2. 胃俞、大肠俞、上巨虚、三阴交	急性腹泻取第一组穴位，慢性腹泻两组穴位交替使用。采取闪火法将罐吸附在穴位上，留罐10～15分钟	急性腹泻每日1次，慢性腹泻每周2～3次

国医大师解析随症加穴

(嗳气食少，胸胁胀闷) ➕ (肝俞)

肝失疏泄，上犯胃土，可出现胸胁胀闷之肝气郁结症状，还可出现胃气不降的嗳气、食少等肝胃不和症状。在肝俞穴拔罐能疏肝和胃、理气开郁。

用闪火法将罐吸附在肝俞穴上，留罐 5 ~ 10 分钟。

(大便溏薄，面色无华) ➕ (脾俞)

脾气虚弱，脾失健运，则气血化生无源，气血不足则面色萎黄、大便稀溏。脾俞穴能健脾和胃，调理脾胃功能，促进营养物质消化吸收。

用闪火法将罐吸附在脾俞穴上，留罐 5 ~ 10 分钟。

(五更泄泻，肠鸣即泻) ➕ (肾俞)

肾阳虚衰，命门之火不足以温助脾阳，以助腐熟运化水谷。黎明之时，正至阳气始发，阴气始退之时。肾阳虚衰则阳气难以制阴，从而阴寒内动，泛于肠间，肠鸣即泻，则为五更泄泻。肾俞穴能温肾助阳，以助命门之火，更助脾阳运化。

用闪火法将罐吸附在肾俞穴上，留罐 5 ~ 10 分钟。

(便稀有黏液，肛门灼热) ➕ (小肠俞)

湿热之邪困阻脾土，致脾失健运，升降失调，水谷不化，清浊不分，混杂而下，则便稀有黏液，肛门灼热。小肠俞穴能清热利湿，通调二便，使肠中湿热去而泻止。

用闪火法将罐吸附在小肠俞穴上，留罐 5 ~ 10 分钟。

便秘

便秘具体表现为排便次数减少，中间间隔的时间延长；或大便次数正常，但粪质干燥，排出困难；或粪质不干但排出不畅。常伴有腹痛、食欲缺乏、反胃等症状。外感寒热之邪、内伤饮食情志、阴阳气血不足等皆可形成便秘。

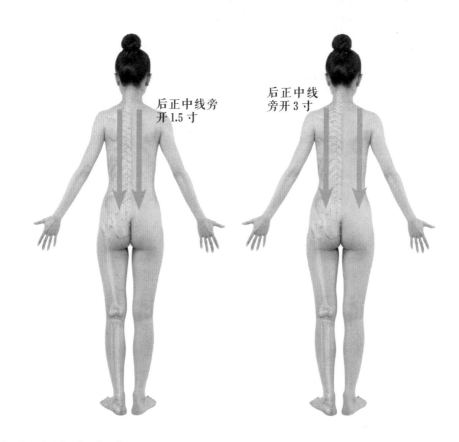

后正中线旁开1.5寸

后正中线旁开3寸

选穴及治疗方法

走罐法		
所选穴位	治疗方法	治疗频率
第1胸椎至骶椎正中线旁开1.5～3寸范围	在操作部位涂适量润滑剂，用闪火法将罐吸拔在大椎穴处，紧握罐体由大杼至关元俞沿膀胱经上下移动5～10次，以该循行线皮肤发红为度，最后将罐固定在大肠俞。然后再用另一罐按上述方法在另一侧进行走罐，留罐5～10分钟	隔日1次

国医大师解析随症加穴

(欲便不得，嗳气频作) + (中脘)

胃失通降，可出现嗳气频作、欲便不得等胃气上逆的症状。中脘穴位于脘腹部，在中脘穴拔罐可直接调控胃腑气血，有利于提高脾胃功能，促进消化吸收，增强人体的抵抗力，对于胃脘胀痛、呕吐、呃逆、吞酸、食欲不振等有较好疗效。

用闪火法将罐吸附在中脘穴处，留罐 5 ~ 10 分钟。

(面色苍白，神疲气怯) + (气海)

中气不足，脾胃功能虚弱，运化水谷功能减弱，则出现面色苍白、神疲气怯等症状。气海穴为先天元气之海，有培补元气之功，能调补中气，促进脾胃功能。

用闪火法将罐吸附在气海穴上，留罐 5 ~ 10 分钟。

(大便干结，口干口臭) + (合谷)

胃热火郁，胃气升降功能受阻，传导失职，则出现大便干结、口干口臭之症。合谷穴能清热理气，改善脾胃功能，还能调节内分泌，平衡免疫系统。

用拔罐器将气罐吸附在合谷穴上，留罐 5 ~ 10 分钟。

(头晕心悸，唇舌色淡) + (足三里)

脾胃虚弱，其运化水谷之功能失常，体内摄入营养精微物质不足，则会出现头晕心悸、唇舌色淡的症状。足三里是足阳明胃经合穴，可和胃健脾、补养气血，可在此穴进行拔罐以调补脾胃。

用拔罐器将气罐吸附在足三里穴上，留罐 5 ~ 10 分钟。

急性胃肠炎

急性胃肠炎是夏季较常见的疾病，多由细菌以及病毒等微生物感染所致。本病主要症状为腹痛、腹泻、恶心、呕吐、发热等，严重者可致脱水、电解质紊乱、休克等。

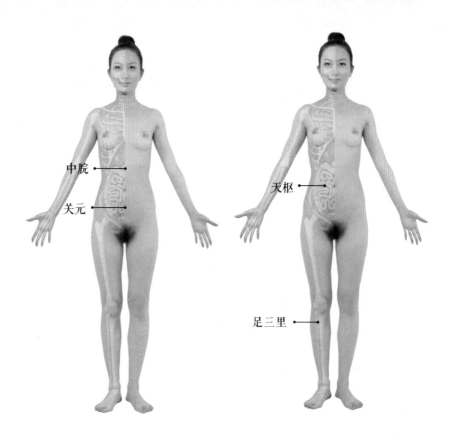

中脘

关元

天枢

足三里

选穴及治疗方法

留罐法		
所选穴位	治疗方法	治疗频率
中脘	采取闪火法将罐吸附在穴位上，留罐 5～10 分钟	每日 1 次
关元、天枢、足三里	用拔罐器将罐吸附在穴位上，留罐 10 分钟	每日 1 次

国医大师解析随症加穴

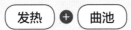

急性胃肠炎伴随发热症状时，往往为正邪交争引起。在曲池穴处拔罐，能清热和营，起到降温、退热的作用。

用闪火法将小号罐吸附在曲池穴上，留罐 5 ~ 10 分钟。

呕吐 + 内关

中气下降，胃气升降失常，则会引起胃气上逆而呕吐。选用内关穴进行拔罐，能宽胸利膈、理气止呕。

用拔罐器将气罐吸附在内关穴上，留罐 10 分钟。

便秘 + 腹结

脾虚传送无力，糟粕内停，致大肠传导功能失常，而成便秘。腹结穴有理气散结、健脾温中、宣通降逆的功效，在此穴拔罐，能有效改善便秘症状。

用闪火法将罐吸附在腹结穴上，留罐 5 ~ 10 分钟。

面色苍白，冷汗淋漓 + 命门

命门之火为人身阳气之根本，当命门火衰时，其对机体各脏腑组织的推动、温煦作用会减弱，从而出现面色苍白、冷汗淋漓的症状。在命门穴拔罐，可以培元固本、温肾助阳，使命门之火旺盛，增强其对机体的温煦作用。

用投火法将罐吸附在命门穴上，留罐 5 ~ 10 分钟。

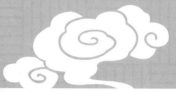

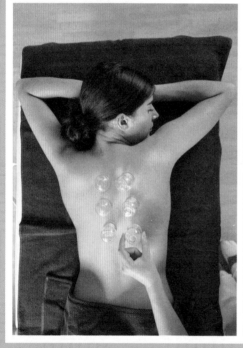

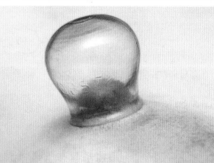

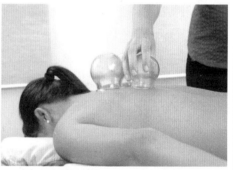

第五章

(五)(官) 外科病症拔罐，颜面外观再添彩

外科病症除了造成我们身体的不适之处，或多或少影响着我们的外观，从而对工作、生活造成不小的影响。本章介绍了牙痛、慢性鼻炎、慢性咽炎、麦粒肿、痤疮、带状疱疹等16种生活中常见的五官外科病症的拔罐疗法，并分别阐述各个病症的选穴、拔罐手法及随症加穴。

牙痛

牙痛可见于龋齿、牙髓炎、牙根周围炎和牙本质过敏等疾病。牙痛的主要症状是牙齿剧烈疼痛，牙龈红肿，同时表现为牙痛时有时歇、牙龈萎缩、口臭、牙齿松动、牙龈出血，遇冷、热、酸、甜等刺激，则疼痛加重。

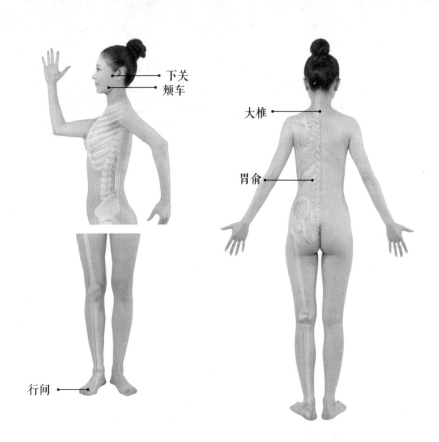

下关
颊车
大椎
胃俞
行间

选穴及治疗方法

刺络拔罐法		
所选穴位	治疗方法	治疗频率
颊车、下关、大椎、胃俞、行间	先用三棱针点刺面部以外的穴位，每穴 3 ~ 5 下，再采取闪火法将罐吸附在所有穴位上，留罐 5 ~ 10 分钟	每日 1 次

国医大师解析随症加穴

(牙龈红肿、腐臭) ➕ (合谷)

胃火炽盛，可沿足阳明经上炎至齿龈，则发为牙龈红肿、腐臭。"面口合谷收"，合谷穴能清热理气，改善脾胃功能，清胃内之火而消肿止痛。

用拔罐器将气罐吸附在合谷穴上，留罐 5 ~ 10 分钟。

(牙龈肿，形寒身热) ➕ (外关)

风热外袭，则形寒身热，风热之邪侵袭牙龈则牙龈肿。外关穴具有清热解表、祛火通络的功效，可在此穴进行拔罐以治疗头痛、目赤肿痛、牙痛、便秘等症。

用闪火法将小号罐吸附在外关穴上，留罐 5 ~ 10 分钟。

(隐隐作痛，时作时止) ➕ (太溪)

气血不足，肾阳虚弱，可致齿龈局部经脉气血运行滞涩而出现齿龈隐隐作痛，时作时止。可选择太溪穴进行拔罐，以补益肾气、通络止痛。

用拔罐器将气罐吸附在太溪穴上，留罐 5 ~ 10 分钟。

(口臭，口渴，便秘) ➕ (内庭)

体内火热炽盛时，常易出现口臭、口渴、便秘等症状。内庭穴能清热解毒、泻体内诸火、理气止痛，可治疗小便出血、便秘、牙痛等病症。

用拔罐器将气罐吸附在内庭穴上，留罐 5 ~ 10 分钟。

三叉神经痛

三叉神经痛是指发生在面部一侧或双侧三叉神经分布范围内的疼痛。本病的临床表现为骤然发作，多为一侧剧烈疼痛，疼痛如刀割、电击一般，持续数秒或者一两分钟，常伴有面肌抽搐、流泪、流涎、面部潮红、结膜充血等症状。

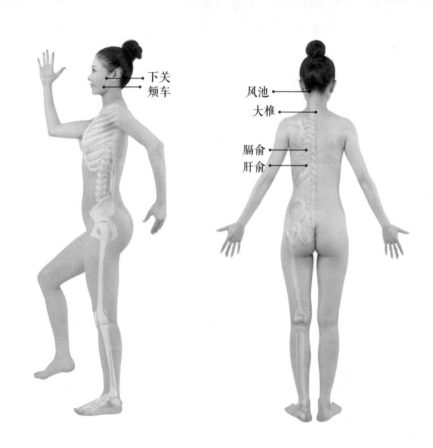

下关
颊车

风池
大椎
膈俞
肝俞

选穴及治疗方法

留罐法		
所选穴位	治疗方法	治疗频率
大椎、风池、肝俞、膈俞、下关、颊车	用拔罐器将罐吸附在穴位上，留罐10分钟	每日或隔日1次

国医大师解析随症加穴

(面痛，齿痛，口臭) ⊕ (合谷)

胃火炽盛，可沿足阳明经上炎头面，则发为面痛、齿痛、口臭。"面口合谷收"，合谷穴能清热理气，改善脾胃功能，清胃内之火而消肿止痛。

> 用拔罐器将气罐吸附在合谷穴上，留罐 5 ~ 10 分钟。

(眼部疼痛) ⊕ (外关)

风热之邪侵袭眼部经络，则引发眼部疼痛。在外关穴拔罐，可清热解表、祛火通络，以治疗头痛、目赤肿痛、牙痛、便秘等症。

> 用闪火法将小号罐吸附在外关穴上，留罐 5 ~ 10 分钟。

(面痛，痛处有灼热感) ⊕ (曲池)

火热之邪窜入面部经络，或阴虚阳亢，虚热灼于面部经络，则引起面部疼痛，痛处有灼热感。曲池穴有清热和营的功效，对治疗急性脑血管病后遗症、牙痛、三叉神经痛等病均有一定疗效。

> 用闪火法将小号罐吸附在曲池穴上，留罐 5 ~ 10 分钟。

(烦躁易怒，口渴便秘) ⊕ (内庭)

体内火热炽盛时，常易出现烦躁易怒、口渴、便秘等症状。内庭穴能清热解毒、泻体内诸火、理气止痛，可治疗小便出血、便秘、牙痛等病症。

> 用拔罐器将气罐吸附在内庭穴上，留罐 5 ~ 10 分钟。

面瘫

面瘫即面神经麻痹。本病的一般症状是口眼歪斜，患侧面部表情肌完全瘫痪，前额皱纹消失，眼裂扩大，鼻唇沟平坦，口角下垂，露齿时口角向健侧偏歪。患侧不能做皱额、蹙眉、闭目、鼓气和噘嘴等动作。

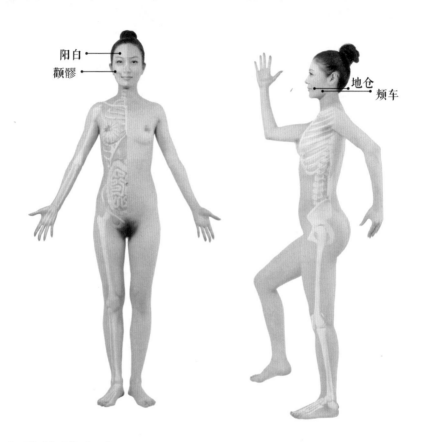

阳白
颧髎
地仓
颊车

选穴及治疗方法

闪罐法		
所选穴位	治疗方法	治疗频率
阳白、颧髎、地仓、颊车	采取闪火法将罐吸附在穴位上，然后立即取下，按上述方法再次吸拔于施术穴位上，如此反复多次至皮肤潮红为度	每日或隔日1次

国医大师解析随症加穴

（ 口角歪斜，流涎 ） + （ 合谷 ）

内火暴盛，风火相煽，血随气逆，上冲犯脑，发于面口则为口角歪斜、流涎。合谷穴能理气通络，通过经络调节作用还能改善脑部血液循环，从而改善面口症状。

用闪火法将小号罐吸附在合谷穴上，留罐 5 ~ 10 分钟。

（ 肢体困倦无力 ） + （ 气海 ）

气是维持人体生命活动的最基本物质，当体内之气化生不足时，机体则会出现肢体困倦无力等气虚之表现。气海穴能培补元气，使气之生理作用正常发挥。

用闪火法将罐吸附在气海穴上，留罐 5 ~ 10 分钟。

（ 舌麻，味觉减退 ） + （ 足三里 ）

营血不能上营于舌，则发为舌麻、味觉减退等症状。足三里穴是所有穴位中最具养生保健价值的穴位之一，具有扶正培元、通经活络的功效。

用闪火法将罐吸附在足三里穴上，留罐 5 ~ 10 分钟。

（ 胸胁胀痛，情志不畅 ） + （ 太冲 ）

肝郁化火，烁津成痰，痰郁互结，携风阳之邪，窜扰经脉，发为中风，还可出现胸胁胀痛、情志不畅等表现。在太冲穴进行拔罐，可疏肝理气，通调三焦，使人心平气和，养护肝脏健康，远离疾病困扰。

用拔罐器将气罐吸附在太冲穴上，留罐 5 ~ 10 分钟。

慢性鼻炎

慢性鼻炎可分为慢性单纯性鼻炎和慢性肥厚性鼻炎。慢性单纯性鼻炎表现为鼻塞、多涕，鼻塞时可有间断嗅觉减退、头痛不适及鼻音等。慢性肥厚性鼻炎表现为鼻塞较重，多为持续性，有闭塞性鼻音，嗅觉减退，鼻涕不多，还伴有头痛等症状。

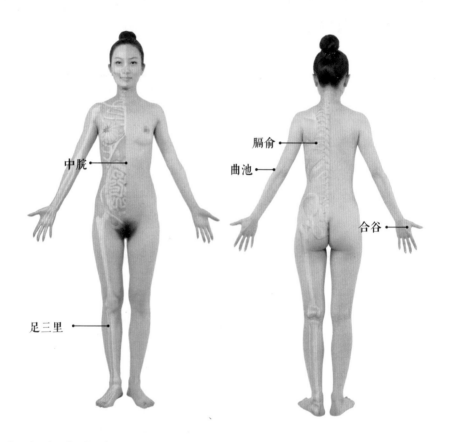

中脘

膈俞

曲池

合谷

足三里

选穴及治疗方法

留罐法		
所选穴位	治疗方法	治疗频率
合谷、曲池、中脘、膈俞、足三里	采取闪火法将罐吸附在穴位上，留罐 5 ~ 10 分钟	每日 1 次

国医大师解析随症加穴

呼吸不畅，胸闷 中府

肺主气，调节气的升降出入运动，使全身的气机调畅。当肺调节气机之功能失常时，其宣发不及，则气郁胸中，出现呼吸不畅、胸闷的症状。中府穴能调理肺脏气机，使肺发挥正常的宣降作用。

用拔罐器将气罐吸附在中府穴上，留罐 5 ~ 10 分钟。

嗅觉不灵，咳嗽 肺俞

肺气虚不能布津而成痰，肺阴虚而虚火灼津为痰，痰浊阻滞，肺气不降而上逆作咳。肺又开窍于鼻，肺气虚则鼻窍不通利，嗅觉不灵。肺俞穴能调补肺气，具有宣肺、理气的作用，可防治肺功能失调所引起的病症，为肺的保健穴。

用闪火法将罐吸附在肺俞穴上，留罐 5 ~ 10 分钟。

神疲倦怠，饮食欠佳 脾俞

脾气虚弱，脾失健运，可表现为饮食欠佳；脾失健运，气血化生无源，气血不足则神疲倦怠。脾俞穴能健脾和胃，调理脾胃功能，促进营养物质消化吸收。

用闪火法将罐吸附在脾俞穴上，留罐 5 ~ 10 分钟。

黄涕黏稠如脓 胆俞

胆经有热，热气循经上行，移于脑而犯于颊和鼻，则可致鼻涕黄、黏稠如脓。胆俞穴能清肝利胆、理气清热，改善胆经火热。

用闪火法将罐吸附在胆俞穴上，留罐 5 ~ 10 分钟。

口腔溃疡

口腔溃疡是指发生在口腔黏膜上的浅表性溃疡。其临床表现为溃疡面如米粒至黄豆大小、呈圆形或卵圆形，溃疡面中央凹陷、周围潮红，一般1～2周可以自愈。口腔溃疡多因卫生不洁、饮食不当，或躯体原因造成。

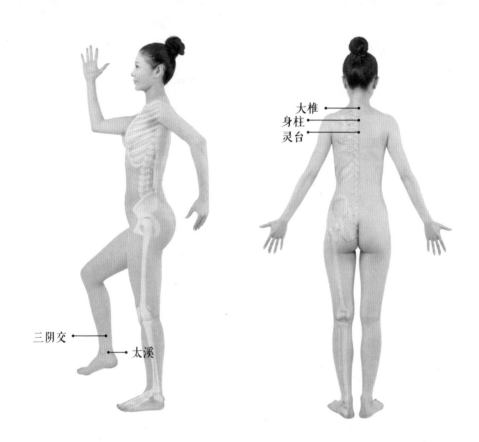

大椎
身柱
灵台

三阴交
太溪

选穴及治疗方法

刺络拔罐法		
所选穴位	治疗方法	治疗频率
大椎、身柱、灵台、太溪、三阴交	对所选穴位进行常规消毒后，先用三棱针点刺穴位，然后用闪火法将罐吸拔在穴位上，留罐5～10分钟	每周2次

国医大师解析随症加穴

（口角流涎）➕（颊车）

胃中火热上炎口唇，致口角流涎。颊车穴位于面颊部，有祛风清热、消肿止痛之功效，对面口唇产生的口疮、面神经麻痹、流涎等症状均有不错的疗效。

用闪火法将罐吸附在颊车穴上，取下后再吸附在穴位上，如此反复 15 ~ 20 次。

（心烦失眠）➕（内关）

内关穴有宁心安神、理气的功效，常用于治疗晕车、心痛、心悸、失眠等病症。在此穴拔罐，对心烦失眠等症状有一定的疗效。

用拔罐器将气罐吸附在内关穴上，留罐 10 分钟。

（神疲倦怠，不欲饮食）➕（脾俞）

脾气虚弱，脾失健运，可表现为饮食欠佳；脾失健运，气血化生无源，气血不足则神疲倦怠。脾俞穴能健脾和胃，调理脾胃功能，促进营养物质消化吸收。

用闪火法将罐吸附在脾俞穴上，留罐 5 ~ 10 分钟。

（牙龈红肿灼热）➕（内庭）

体内火热炽盛时，常易出现牙龈红肿灼热等症状。内庭穴能清热解毒、泻体内诸火、理气止痛，治疗小便出血、便秘、牙痛、口腔溃疡等病症。

用拔罐器将气罐吸附在内庭穴上，留罐 5 ~ 10 分钟。

慢性咽炎

慢性咽炎表现为咽部不适感，如灼热、干燥、微痛、发痒、异物感、痰黏感，习惯以咳嗽清除分泌物，咳出稠厚的分泌物后症状缓解。常伴有恶心，严重者伴有声嘶、咽痛、头痛、头晕、乏力、消化不良、低热等症状。

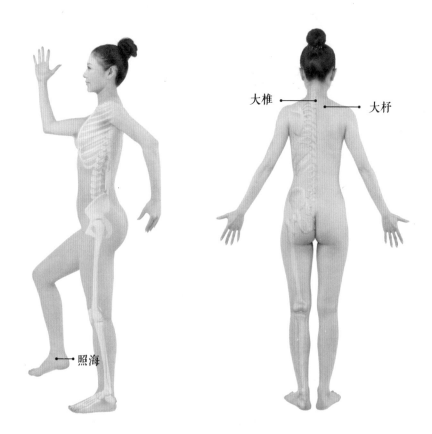

选穴及治疗方法

刺络拔罐法		
所选穴位	治疗方法	治疗频率
大椎、大杼、照海	将所选穴位进行常规消毒，用三棱针点刺每穴 3 ~ 5 下，至皮肤出血，再用闪火法将罐吸拔于穴位上，留罐 5 ~ 10 分钟	每日 1 次

国医大师解析随症加穴

（ 口干善饮，大便干结 ）＋（ 曲池 ）

　　火热之邪窜入经络，或阴虚阳亢，虚热灼于经络，煎熬体内津液，引起口干善饮、大便干结等症状。曲池穴有清热和营的功效，对治疗急性脑血管病后遗症、牙痛、三叉神经痛、慢性咽炎等病均有一定疗效。

> **用闪火法将小号罐吸附在曲池穴上，留罐 5 ~ 10 分钟。**

（ 咽干不舒，咳痰不爽 ）＋（ 肺俞 ）

　　咽喉上连口腔而通于鼻，下通肺胃。肺气不足时，易发为咽干不舒、咳痰不爽等症。肺俞穴能调补肺气，具有宣肺、理气的作用，可防治肺功能失调所引起的病症，为肺的保健穴。

> **用闪火法将罐吸附在肺俞穴上，留罐 5 ~ 10 分钟。**

（ 咽部干燥隐痛，如有异物 ）＋（ 肝俞 ）

　　肝之经脉循喉咙，肝之经气上于咽喉。肝郁化火，可导致气血凝滞于咽喉而出现咽部干燥隐痛，如有异物等症。肝俞穴为肝脏的保健要穴，刺激肝俞穴可使肝之疏泄功能正常，气机调畅，脏腑活动正常协调，从而改善咽喉部不适。

> **先用闪火法将罐吸附在肝俞穴上，反复吸拔几次，再留罐 10 分钟。**

（ 四肢疲乏，食欲不振 ）＋（ 脾俞 ）

　　脾气虚弱，脾失健运，可表现为食欲不振；脾失健运，气血化生无源，气血不足则四肢疲乏。脾俞穴能健脾和胃，调理脾胃功能，促进营养物质消化吸收。

> **用闪火法将罐吸附在脾俞穴上，留罐 5 ~ 10 分钟。**

急性扁桃体炎

急性扁桃体炎,中医称为"乳蛾""喉蛾"或"莲房蛾",是一种非特异性急性炎症。急性扁桃体炎起病较急,恶寒,体温可达39℃~40℃,尤其是幼儿可因高热而出现抽搐、呕吐、昏睡、食欲缺乏、便秘及全身酸困等症状。

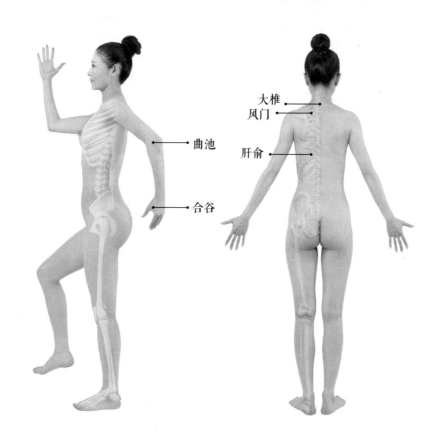

曲池
合谷
大椎
风门
肝俞

选穴及治疗方法

针罐法、刺络拔罐法		
所选穴位	治疗方法	治疗频率
风门、肝俞、合谷	局部消毒后,用1.5寸毫针针刺各穴位,得气后随针加罐,采取闪火法将罐吸拔在穴位上,留罐5~10分钟	每日1次
大椎、曲池	常规消毒穴位皮肤后,先用三棱针点刺穴位,然后用闪火法将罐吸拔在穴位上,留罐5~10分钟	每日1次

国医大师解析随症加穴

(咳嗽气急) ➕ (中府)

肺主气，调节气的升降出入运动，使全身的气机调畅。当肺调节气机之功能失常时，其宣发不及，则气郁胸中，出现咳嗽气急的症状。中府穴能调理肺脏气机，使肺发挥正常的宣降作用。

用拔罐器将气罐吸附在中府穴上，留罐 5 ~ 10 分钟。

(吞咽困难，形寒身热) ➕ (外关)

风热外袭，则形寒身热，风热之邪侵袭扁桃体而使之肿大造成吞咽困难。外关穴具有清热解表、祛火通络的功效，可在此穴进行拔罐，以治疗头痛、目赤肿痛、牙痛、便秘、急性扁桃体炎等症。

用闪火法将小号罐吸附在外关穴上，留罐 5 ~ 10 分钟。

(咽干不舒，咳痰不爽) ➕ (肺俞)

咽喉上连口腔而通于鼻，下通肺胃。肺气不足时，易发为咽干不舒、咳痰不爽等症。肺俞穴能调补肺气，具有宣肺、理气的作用，可防治肺功能失调所引起的病症，为肺的保健穴。

用闪火法将罐吸附在肺俞穴上，留罐 5 ~ 10 分钟。

(牙痛，口臭) ➕ (内庭)

体内火热炽盛时，常易出现牙痛、口臭等症状。内庭穴能清热解毒、泻体内诸火、理气止痛，可治疗小便出血、便秘、牙痛、口腔溃疡等病症。

用拔罐器将气罐吸附在内庭穴上，留罐 5 ~ 10 分钟。

耳鸣耳聋

耳鸣是指患者在耳部或头部的一种声音感觉。耳鸣可呈铃声、嗡嗡声、哨声、汽笛声、海涛声等，也可呈各种音调的纯音或杂声，伴随头昏、失眠、乏力等。耳聋是以听力减退或丧失为主症。耳鸣常与耳聋并见，且治疗方法大致相同。

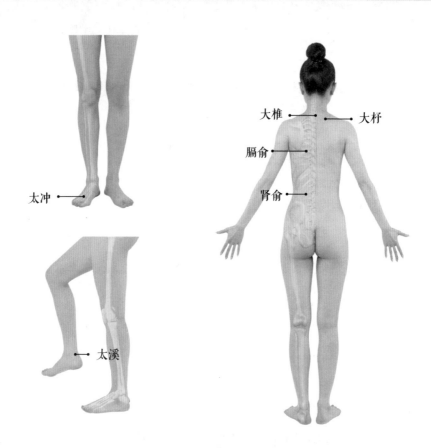

选穴及治疗方法

留罐法		
所选穴位	治疗方法	治疗频率
大椎、膈俞、肾俞、大杼、太溪、太冲	采取闪火法将罐吸附在穴位上，留罐 5 ~ 10 分钟	每日或隔日 1 次

国医大师解析随症加穴

头晕，乏力，气短 + 气海

气不足则头晕、乏力、气短。气海穴能培补元气，使气之推动作用得以正常发挥，推动血液的生成、运行，以及津液的生成、输布和排泄，有助于人体正常生长、发育，为防病强身的重要穴位之一。

用闪火法将罐吸附在气海穴上，留罐 5 ~ 10 分钟。

面赤头胀，咽干善怒 + 肝俞

肝阳上亢，上犯于头面，则发为面赤头胀、咽干善怒之症。肝俞穴为肝脏的保健要穴，刺激肝俞穴可起到调肝护肝的作用，使肝之疏泄功能正常，气机调畅，脏腑活动正常协调。

先用闪火法将罐吸附在肝俞穴上，反复吸拔几次，再留罐5 ~ 10 分钟。

惊惕不安 + 胆俞

胆气虚弱的人，在受到精神刺激的不良影响时，易出现惊惕不安等精神情志病变。胆俞穴能补益心经和胆经的气血，达到宁心益胆之功效。

用闪火法将罐吸附在胆俞穴上，留罐 5 ~ 10 分钟。

久病耳聋，时作时止 + 照海

肝肾之阴不足，发为虚热，而久病耳聋，时作时止。照海穴具有滋肾阴、清虚热之功效，在此穴拔罐有助于改善肾虚耳聋之证。

用拔罐器将气罐吸附在照海穴上，留罐 5 ~ 10 分钟。

麦粒肿

麦粒肿又名睑腺炎，俗称"针眼"。初起时可见眼睑局限性红肿硬结，发痒、疼痛、触痛，继而红肿热痛加剧，甚者拒按。轻者数日可消散，硬结顶部出现黄色脓点，破溃后脓自流出而自愈，但会复发。

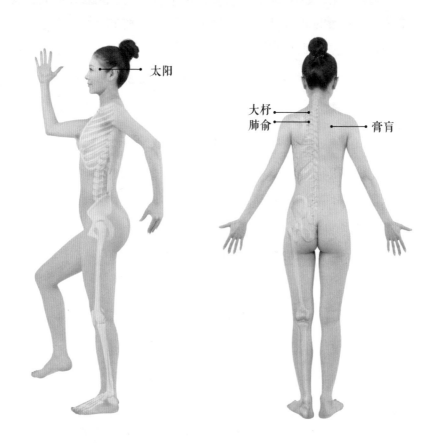

太阳

大杼
肺俞
膏肓

选穴及治疗方法

刺络拔罐法		
所选穴位	治疗方法	治疗频率
大杼、肺俞、膏肓、太阳	将所选穴位进行常规消毒，用三棱针点刺大杼、肺俞、膏肓穴各3～5下，然后用闪火法将罐吸拔在穴位上，留罐5～10分钟	每日1次

国医大师解析随症加穴

（胞睑红肿，口渴喜饮）⊕（曲池）

脾胃积热，循经上攻胞睑，致营卫失调，气血凝滞，局部化热酿脓，出现胞睑红肿、口渴喜饮等症状。曲池穴有清热和营的功效，对治疗急性脑血管病后遗症、牙痛、三叉神经痛、慢性咽炎等病均有一定疗效。

用闪火法将小号罐吸附在曲池穴上，留罐 5 ~ 10 分钟。

（痒痛并作，红肿硬结）⊕（外关）

风邪外袭，客于胞睑而化热，风热壅阻于胞睑皮肤肌腠之间，灼烁津液，变生疮疡，发为目痒痛并作，红肿硬结。外关穴具有清热解表、祛火通络的功效，可在此穴进行拔罐以治疗头痛、目赤肿痛、牙痛、便秘、急性扁桃体炎等症。

用闪火法将小号罐吸附在外关穴上，留罐 5 ~ 10 分钟。

（发热，头痛）⊕（合谷）

热邪为盛，则出现发热症状，上扰头面则出现头痛症状。合谷穴能清热解毒、理气通络，通过经络调节作用还能改善脑部血液循环。

用闪火法将小号罐吸附在合谷穴上，留罐 5 ~ 10 分钟。

（疖肿反复发作，便秘）⊕（阴陵泉）

余邪未尽，热毒蕴伏，或素体虚弱，卫外不固，易感风邪者，常疖肿反复发作，出现便秘等症状。阴陵泉穴能清利湿热、健脾理气，扶正以祛邪。

用闪火法将罐吸附在阴陵泉穴上，留罐 5 ~ 10 分钟。

痤疮

痤疮，中医称之为"粉刺"，其基本的临床表现为毛囊性丘疹，周围色红，挤压有米粒样的白色脂栓排出。中央有一黑点，称黑头粉刺；另有无黑头、呈灰白色的小丘疹，称白头粉刺。

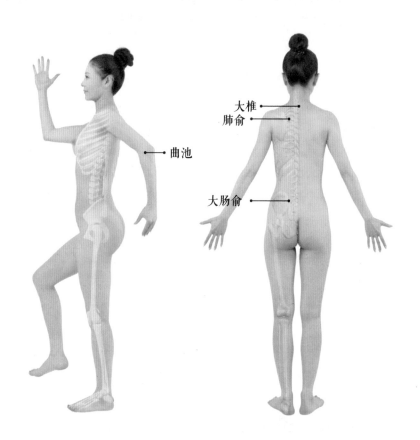

曲池

大椎
肺俞

大肠俞

选穴及治疗方法

刺络拔罐法		
所选穴位	治疗方法	治疗频率
大椎、肺俞、大肠俞、曲池	将所选穴位进行常规消毒，用三棱针点刺每穴 3～5 下，然后用闪火法加压拔罐，留罐 10 分钟	每日或隔日 1 次

国医大师解析随症加穴

$$多发于颜面，色红 \quad + \quad 尺泽$$

肺胃积热，循经上熏，血随热行，上壅于颜面，色红。尺泽穴是手太阴肺经上的合穴，具有清热和胃、通络止痛的功效，主治肺经热引起的各种疼痛病患。

用闪火法将小号罐吸附在尺泽穴上，留罐5～10分钟。

$$口干，口臭 \quad + \quad 合谷$$

胃热之火上炎口腔，出现口干、口臭之症。合谷穴能清热理气，改善脾胃功能，还能调节内分泌，平衡免疫系统，有效改善便秘、口腔溃疡、痤疮、咽炎等病症。

用拔罐器将气罐吸附在合谷穴上，留罐5～10分钟。

$$饮食欠佳，肢体困重 \quad + \quad 脾俞$$

脾气虚弱，脾失健运，可表现为饮食欠佳；脾失健运，体内水湿运化受阻，则肢体困重。脾俞穴能健脾和胃利湿，调理脾胃功能，促进营养物质消化吸收和人体水液代谢，维持体内水液代谢的平衡。

用闪火法将罐吸附在脾俞穴上，留罐5～10分钟。

$$丘疹红肿，面部油腻 \quad + \quad 阴陵泉$$

体内水湿久蕴不解，化湿生痰，痰瘀互结，出现丘疹红肿、面部油腻等症状。阴陵泉穴是足太阴脾经上的合穴，善于调节脾肾的功能，具有清利湿热、健脾理气的功效，可祛除体内水湿。

用闪火法将罐吸附在阴陵泉穴上，沿小腿内侧来回走罐，操作10次，
至皮肤潮红色为度。

湿疹

中医称为"湿疮"，是一种常见的过敏性、炎症性皮肤病。其特点是皮损呈多形性，如红斑、丘疹、水疱、糜烂、渗出、结痂等，呈对称性分布。好发于面部、肘弯、腘窝、阴囊等处，严重时可泛发全身。剧烈瘙痒，反复发作。

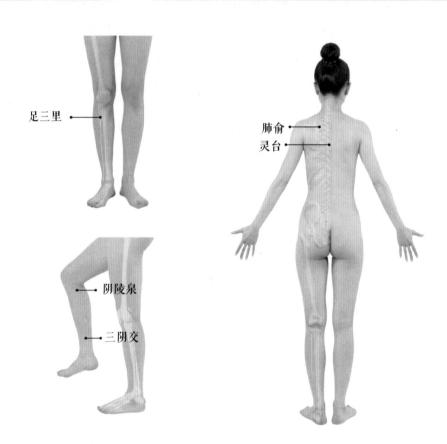

足三里

肺俞
灵台

阴陵泉

三阴交

选穴及治疗方法

留罐法		
所选穴位	治疗方法	治疗频率
灵台、肺俞	采取闪火法将罐吸附在穴位上，留罐5～10分钟	每日或隔日1次
足三里、阴陵泉、三阴交	用拔罐器将罐吸附在穴位上，留罐10分钟	每日或隔日1次

国医大师解析随症加穴

（皮损处渗液多，胸闷呕恶）＋（中脘）

中脘穴位于脘腹部，有调理中焦、清热化滞之功，在中脘穴拔罐可直接调控胃腑气血，有利于提高脾胃功能，通腑降气，化中焦之瘀滞，改善皮损处渗液多、胸闷呕恶等症状。

用闪火法将罐吸附在中脘穴处，留罐 5 ~ 10 分钟。

（病位发热、肿胀）＋（曲池）

外感风湿热邪，湿热内生，两相搏结，浸淫肌肤发为湿疹，病位发热、肿胀。曲池穴能清热和营，主治扁桃体炎、咽喉炎、牙痛、麦粒肿等病症。

用闪火法将小号罐吸附在曲池穴上，留罐 5 ~ 10 分钟。

（皮肤干燥，粗糙发裂）＋（血海）

湿热蕴久，耗伤阴血，化燥生风而致血虚风燥，出现皮肤干燥、粗糙发裂等症状。血海穴能健脾化湿、理血活血，经络、血气通畅，则皮肤症状将得到较大改善。

先用三棱针点刺血海穴 3 ~ 5 次，再用闪火法留罐 5 ~ 10 分钟。

（身热口渴，大便秘结）＋（内庭）

体内火热炽盛时，常易出现烦躁易怒、口渴、便秘等症状。内庭穴能清热解毒、泻体内诸火、理气止痛，可治疗小便出血、便秘、牙痛等病症。

用拔罐器将气罐吸附在内庭穴上，留罐 5 ~ 10 分钟。

痔疮

痔疮分为内痔、外痔和混合痔，内痔位于肛门齿线以上，外痔位于齿线以下，混合痔是指在同一部位内外痔同时存在。痔疮的发生主要是由于饮食不节、燥热内生，卜迫大肠，及久坐、负重、远行等，致血行不畅而瘀积，结滞不散而成痔疮。

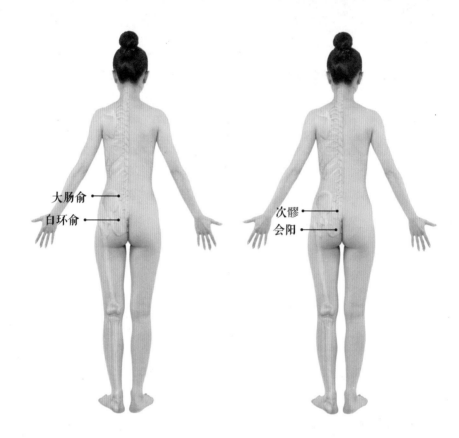

大肠俞
白环俞
次髎
会阳

选穴及治疗方法

针罐法		
所选穴位	治疗方法	治疗频率
大肠俞、次髎、白环俞、会阳	局部消毒后，用1.5寸毫针针刺各穴位，得气后随针加罐，采取闪火法将罐吸附在穴位上，留罐5~10分钟	每日1次

国医大师解析随症加穴

(便血色淡、量多) ⊕ (气海)

脏腑虚弱，气血不足，便血色淡、量多。气海穴能培补元气，使气之推动作用得以正常发挥，推动血液的生成、运行，以及津液的生成、输布和排泄，有助于人体正常生长、发育，为防病强身的重要穴位之一。

用闪火法将罐吸附在气海穴上，留罐 5 ～ 10 分钟。

(病久伴有脱肛、乏力) ⊕ (关元)

病久气血亏虚，摄纳无力，气虚下陷，则伴有脱肛、乏力之症。关元穴自古就是养生要穴，它具有培补元气、理气和血等作用，用于治疗元气虚损病症、妇科病症和下焦病症等效果显著。

用闪火法将罐吸附在关元穴上，留罐 5 ～ 10 分钟。

(肛周黏腻) ⊕ (阴陵泉)

湿热下迫，气血瘀滞不行，阻于魄门，则肛周黏腻。阴陵泉穴是足太阴脾经上的合穴，善于调节脾肾的功能，具有清利湿热、健脾理气的功效，可祛除体内水湿。

**用闪火法将罐吸附在阴陵泉穴上，沿小腿内侧来回走罐，操作 10 次，
至皮肤潮红色为宜。**

(肛周肿痛) ⊕ (承山)

身体素弱，气虚而气不行，阻滞于肛周而致肛周肿痛。承山穴有理气止痛、舒经活络的作用，在此穴拔罐能改善肛周局部气血运行，促进肛周血液循环，减轻肿痛。

用闪火法将罐吸附在承山穴上，留罐 5 ～ 10 分钟。

脱肛

又称直肠脱垂，可分为三度：Ⅰ度脱垂，脱出物色较红，长3~5厘米，便后可自行还纳；Ⅱ度脱垂为直肠全层脱出，长5~10厘米，便后有时需用手托回；Ⅲ度脱垂为直肠及部分乙状结肠脱出，长达10厘米以上，便后需用手托回。

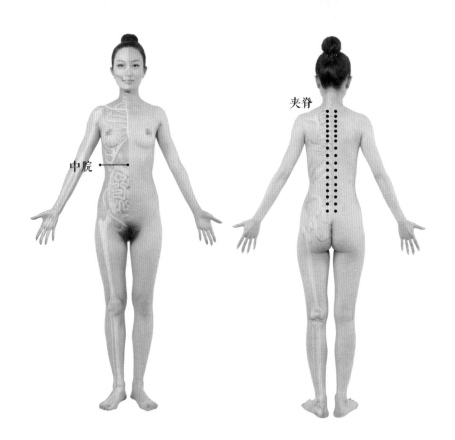

中脘

夹脊

选穴及治疗方法

留罐法		
所选穴位	治疗方法	治疗频率
中脘、夹脊	采取闪火法将罐吸附在穴位上，留罐5~10分钟	隔日或每日1次

国医大师解析随症加穴

（食少腹胀，便溏）➕（脾俞）

　　脾气虚弱，脾失健运，脾胃升降功能失常，运化水谷的功能减弱则食少腹胀、便溏。脾俞穴能健脾和胃，调理脾胃功能，促进营养物质消化吸收。

用闪火法将罐吸附在脾俞穴上，留罐5～10分钟。

（肛门红肿热痛）➕（承山）

　　身体素弱，气虚而气不行，阻滞于肛周而致肛周肿痛。承山穴有理气止痛、舒经活络的作用，在此穴拔罐能改善肛周局部气血运行，促进肛周血液循环，减轻肿痛。

用闪火法将罐吸附在承山穴上，留罐5～10分钟。

（面白神疲，耳鸣耳聋）➕（肾俞）

　　肾气虚衰，气血不能上营于头部，而致面白神疲、耳鸣耳聋。治当益肾助阳，通过在肾俞穴进行拔罐可调理肾气，补肾培元。

用投火法将罐吸附在肾俞穴上，留罐5～10分钟。

（肛门下坠感，头晕心悸）➕（气海）

　　中气不足，中气下陷，则致肛门下坠感，头晕心悸。气海穴为先天元气之海，有培补元气之功，能调补中气，促进脾胃功能。

用闪火法将罐吸附在气海穴上，留罐5～10分钟。

皮肤瘙痒症

皮肤瘙痒症，中医称为"风瘙痒"。本病可分为全身性和局限性两种。前者瘙痒部位不定，常为阵发性，皮肤常出现抓痕、血痂、色素沉着等。后者瘙痒仅局限于某一部位，常见于肛门、外阴、头部、腿部、掌部等。

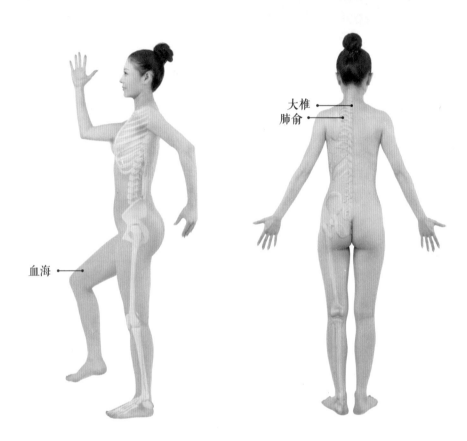

大椎
肺俞
血海

选穴及治疗方法

刺络拔罐法		
所选穴位	治疗方法	治疗频率
大椎、肺俞、血海	将所选穴位进行常规消毒，用三棱针点刺每穴 3 ～ 5 下，然后用闪火法加压拔罐，留罐 10 分钟	每日 1 次

国医大师解析随症加穴

瘙痒遇热加重 ➕ 曲池

火热之邪外泛肌肤，使皮肤瘙痒遇热加重。曲池穴有清热和营的功效，对治疗各种热性病症均有一定疗效。

用闪火法将小号罐吸附在曲池穴上，留罐 5 ~ 10 分钟。

脘腹疼痛，恶心呕吐 ➕ 天枢

气机郁滞，脾伤气结，导致腑气郁滞，通降失常，则脘腹疼痛，恶心呕吐。天枢穴能理气健脾，调理肠胃，对治疗便秘、消化不良、腹泻、腹胀等病症均有一定疗效。

用闪火法将罐吸附在天枢穴上，留罐 5 ~ 10 分钟。

口苦，烦躁易怒 ➕ 肝俞

肝失疏泄，气机升降失调，出现口苦。肝通过其疏泄功能对气机的调畅作用，可调节人的精神情志活动。肝疏泄太过，则表现为烦躁易怒。肝俞穴为肝脏的保健要穴，刺激肝俞穴可使肝之疏泄功能正常，气机调畅，脏腑功能正常协调。

先用闪火法将罐吸附在肝俞穴上，反复吸拔几次，再留罐 10 分钟。

瘙痒，午后或夜间加剧 ➕ 足三里

足三里穴具有扶正培元、通经活络的功效，可通畅经络的血液循环，减少血液瘀积，从而改善瘙痒症状。

用闪火法将罐吸附在足三里穴上，留罐 5 ~ 10 分钟。

丹毒

丹毒是一种急性感染性疾病，起病较急，同时伴有发热、寒战、头痛、呕吐等症状。初起的皮疹为一个有灼热感的红斑，迅速向周围蔓延成为一片红色损害。局部红、热、肿，有触痛感。表面紧张而有光泽，轮廓鲜明可分。

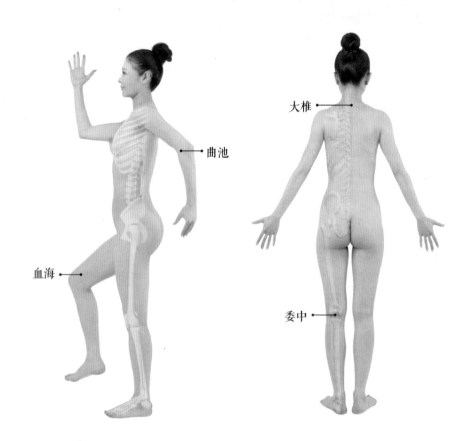

曲池

血海

大椎

委中

选穴及治疗方法

刺络拔罐法		
所选穴位	治疗方法	治疗频率
委中、大椎、血海、曲池	将所选的穴位及操作部位进行常规消毒，用三棱针点刺3～5下，再用闪火法将罐吸附于点刺部位，留罐5～10分钟	每日1次

国医大师解析随症加穴

发于头面部，恶寒发热 ＋ 风门

毒邪挟风热之邪乘隙侵入体内，发于头面部，伴恶寒发热。风门穴可益气固表，提高身体抵御风寒之功，又可宣肺疏风，一鼓作气驱邪外出。

用拔罐器将气罐吸附在风门穴上，留罐 5 ~ 10 分钟。

下肢肿痛，小便黄赤 ＋ 阴陵泉

毒邪挟湿热之邪乘隙侵入体内后，湿热下注，引发下肢肿痛、小便黄赤等症状。阴陵泉穴是足太阴脾经上的合穴，具有清利湿热、健脾理气的功效，可祛除体内水湿，湿去而热毒去。

用闪火法将罐吸附在阴陵泉穴上，沿小腿内侧来回走罐，操作 10 次，至局部皮肤潮红色为宜。

发于下肢，可见黄色水疱 ＋ 内庭

湿热之邪下注于腿部，使丹毒发于下肢，可见黄色水疱。内庭穴能清热解毒、泻体内诸火、理气止痛，使腿部湿热之邪外泻而减轻局部症状。

用拔罐器将气罐吸附在内庭穴上，留罐 5 ~ 10 分钟。

心烦胸闷，口苦口干 ＋ 太冲

肝脏疏泄失常，常致心烦胸闷、口苦口干等症。在太冲穴进行拔罐，可疏肝理气，通调三焦，使人心平气和，养护肝脏健康，远离疾病困扰。

用拔罐器将气罐吸附在太冲穴上，留罐 5 ~ 10 分钟。

带状疱疹

中医称为"蛇串疮"，是一种皮肤上出现成簇水疱，呈带状分布，痛如火燎的急性疱疹性皮肤病。可发于身体的任何部位，但以腰背为多见。本病的发生多因情志内伤，肝郁气滞，日久化火而致肝胆火盛，外受毒邪而发。

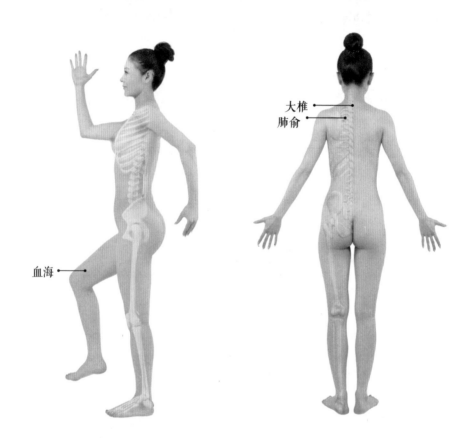

大椎
肺俞
血海

选穴及治疗方法

刺络拔罐法		
所选穴位	治疗方法	治疗频率
大椎、肺俞、血海、病灶处	将所选的穴位进行常规消毒，用三棱针点刺 3 ～ 5 下，再用闪火法将罐吸附于点刺穴位，留罐 5 ～ 10 分钟	每日 1 次

国医大师解析随症加穴

(皮损鲜红，口苦咽干) + (太冲)

肝郁气滞，久而化火，肝经火毒，外溢肌肤而发为带状疱疹。在太冲穴进行拔罐，可疏肝理气，通调三焦，使人心平气和，养护肝脏健康，远离疾病困扰。

> 用拔罐器将气罐吸附在太冲穴上，留罐 5 ~ 10 分钟。

(皮损颜色淡，食少腹胀) + (阴陵泉)

脾失健运，湿邪内生，蕴而化热，湿热内蕴，外溢肌肤而生疱疹，皮损颜色淡，食少腹胀。阴陵泉穴是足太阴脾经上的合穴，具有清利湿热、健脾理气的功效，可祛除体内水湿，湿去而热毒去。

> 用闪火法将罐吸附在阴陵泉穴上，沿小腿内侧来回走罐，操作 10 次，至局部皮肤潮红色为度。

(皮疹消退后局部疼痛不止) + (阿是穴)

带状疱疹以局部神经疼痛为主，从皮疹出现前至消退后一段时间会出现持续性疼痛。可在疼痛部位即阿是穴进行拔罐，以促进局部气血运行，改善血液循环，缓解神经疼痛。

> 用闪火法将罐吸附在阿是穴上，留罐 5 ~ 10 分钟。

(皮疹初起发热重，恶寒轻) + (外关)

风热外袭，则皮疹初起时发热重、恶寒轻。在外关穴拔罐，能清热解表、祛火通络，使机体很快降温退热。

> 用闪火法将小号罐吸附在外关穴上，留罐 5 ~ 10 分钟。

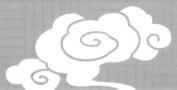

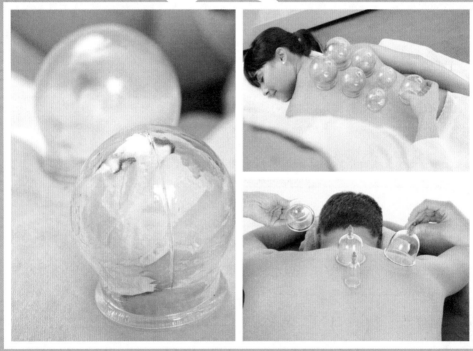

第六章

（骨）（伤）（科）病症拔罐，舒筋展骨身硬朗

生活中哪怕是看起来身体健康的人也难以避免出现因不良姿势或磕磕碰碰等所造成的如落枕、颈椎病、急性腰扭伤等骨伤科病症。这时采用拔罐疗法来缓解病痛不失为一个好方法。本章介绍颈椎病、肩周炎、腰椎间盘突出症、小腿抽筋等12种常见骨伤科病症的选穴、拔罐手法及随症加穴，助您摆脱骨伤疼痛的烦恼。

落枕

落枕又名"失枕"，以颈部肌肉痉挛、强直、酸胀、疼痛以致转动失灵为主要症状。患者在熟睡醒后，自觉颈项强硬，颈部一侧肌肉紧张、酸楚疼痛，可牵涉颈枕部、上背部及肩臂部，转头不便，动则更痛。

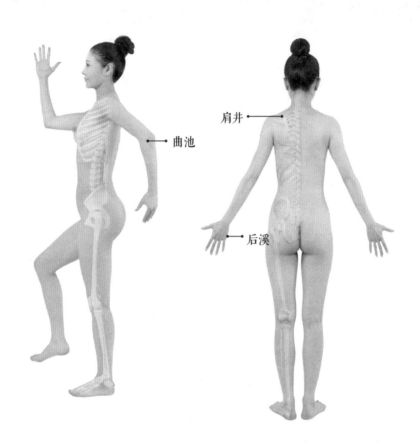

曲池

肩井

后溪

选穴及治疗方法

针罐法		
所选穴位	治疗方法	治疗频率
肩井、曲池、后溪、阿是穴	局部消毒后，用1.5寸毫针针刺各穴位，得气后随针加罐，采取闪火法将罐吸附在穴位上，留罐5~10分钟	每日1次

国医大师解析随症加穴

(恶风畏寒) ➕ (风门)

风寒或风热等外邪侵袭人体，易发为恶风畏寒等表证。风门穴可益气固表，提高身体抵御风寒之功，又可宣肺疏风，一鼓作气驱邪外出。

用拔罐器将气罐吸附在风门穴上，留罐 5 ~ 10 分钟。

(背部疼痛) ➕ (肩外俞)

落枕出现背部疼痛时，可选择位于肩背部的肩外俞穴进行拔罐。肩外俞穴有舒经活络、祛风止痛的功效，主治颈项强痛、前臂冷痛、颈椎病、背痛等病症。

用闪火法将罐吸附在肩外俞穴上，留罐 5 ~ 10 分钟。

(恶寒，头痛) ➕ (合谷)

感受外邪而发病，则出现恶寒、头痛等外感症状。合谷穴能清热解毒、理气通络，通过经络调节作用还能改善脑部血液循环。

用闪火法将小号罐吸附在合谷穴上，留罐 5 ~ 10 分钟。

(颈部扭伤) ➕ (内关)

颈部扭伤，除了选择受伤部位近部的穴位进行治疗，还可以选择受伤部位远端具有理气止痛作用的内关穴进行拔罐治疗。

用闪火法将小号罐吸附在内关穴上，留罐 5 ~ 10 分钟。

颈椎病

颈椎病又称颈椎综合征，主要表现为颈肩痛，头枕部或上肢的放射性疼痛，或一侧面部发热、出汗。严重者双下肢痉挛，行走困难。本病多因颈部外伤，或风寒外袭，或劳倦损伤导致颈部的经脉不通，气血凝滞，筋骨不利。

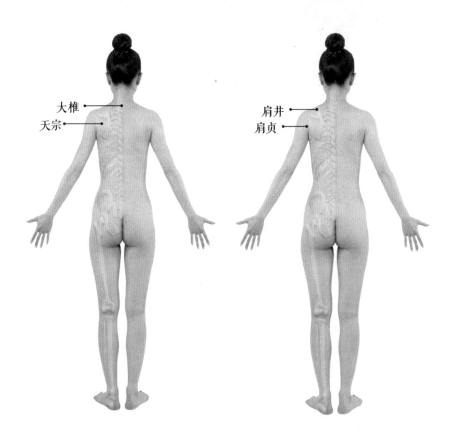

大椎
天宗

肩井
肩贞

选穴及治疗方法

留罐法		
所选穴位	治疗方法	治疗频率
大椎、天宗、肩井、肩贞、阿是穴	采取闪火法将罐吸附在穴位上，留罐5～10分钟	每日或隔日1次

国医大师解析随症加穴

（项强，肩背痛）➕（大杼）

大杼穴可以舒筋活络、坚筋益骨，在此穴拔罐，可促进颈肩部经脉气血运行，缓解项强、肩背痛等症状，达到防治颈椎病的目的。

用闪火法将罐吸附在大杼穴上，留罐 5 ~ 10 分钟。

（肩部压痛明显）➕（肩髃）

当肩部出现明显压痛时，可以通过刺激肩部的穴位进行止痛。肩髃穴位于肩部三角肌上，有通经活络的作用，主治肩臂痹痛、上肢不遂等病症。

用拔罐器将气罐吸附在肩髃穴上，留罐 5 ~ 10 分钟。

（上肢麻木）➕（外关）

上肢麻木多由颈部经脉不通畅而致上肢血液循环不畅、气血运行瘀滞引起。外关穴位于手臂背侧，具有通经活络的作用，可对此穴进行走罐，以疏通上肢经脉气血，改善上肢麻木的症状。

用闪火法将小号罐吸附在外关穴上，沿手臂背侧中线来回走罐 10 次，至局部皮肤潮红色为度。

（项背僵痛，烦热不宁）➕（曲池）

体内热势过盛时，则会出现烦热不宁、项背僵痛等症状。曲池有清热和营、理气通络的功效，在此穴拔罐可退热除烦，改善经络气血运行。

用闪火法将小号罐吸附在曲池穴上，留罐 5 ~ 10 分钟。

肩周炎

肩周炎，又称漏肩风、冻结肩，全称为肩关节周围炎。起初肩部某一处出现疼痛，并与动作、姿势有明显关系。随着病程延长，疼痛范围逐渐扩大，并牵涉到上臂中段，同时伴有肩关节活动受限，严重时患肢不能梳头、洗脸。

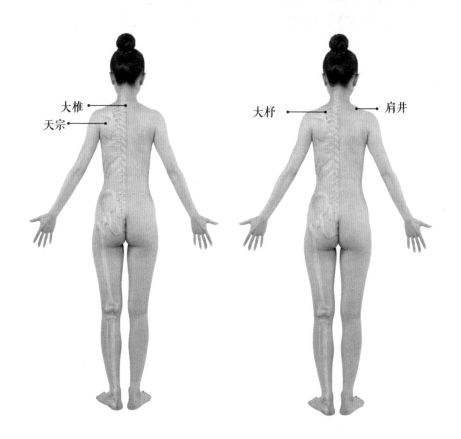

大椎
天宗
大杼
肩井

选穴及治疗方法

留罐法		
所选穴位	治疗方法	治疗频率
大椎、大杼	采取闪火法将罐吸附在穴位上，留罐5～10分钟	每日1次
肩井、天宗	用拔罐器将罐吸附在穴位上，留罐5～10分钟	每日1次

国医大师解析随症加穴

遇风寒痛增，得温痛减 ➕ 附分

外感风寒之邪，则遇风寒痛增，得温痛减。附分穴能舒经活络、祛风散寒，对治疗颈椎病、肩周炎、肘臂麻木、肋间神经痛等病症均有较好的疗效。

用闪火法将罐吸附在附分穴上，留罐5～10分钟。

肩痛拒按，舌暗或有瘀斑 ➕ 内关

瘀血阻络，则出现肩痛拒按，舌暗或有瘀斑的症状。内关穴能理气止痛，疏通局部气血以缓解疼痛，可在此穴进行拔罐治疗。

用闪火法将小号罐吸附在内关穴上，留罐5～10分钟。

肘中痛难屈伸，手臂红肿 ➕ 曲池

外感热邪或内生火热，则肘中痛难屈伸，手臂红肿。曲池穴有清热和营、理气通络之功效，在此穴拔罐，能清散体内之热，疏通局部气血，达到消肿止痛的目的。

用闪火法将小号罐吸附在曲池穴上，留罐5～10分钟。

头晕目眩，四肢乏力 ➕ 足三里

脾胃虚弱，其运化水谷之功能失调，体内摄入营养精微物质不足，则会出现头晕目眩、四肢乏力的症状。足三里是足阳明胃经合穴，可和胃健脾、补养气血，可在此穴进行拔罐以调补脾胃。

用闪火法将罐吸附在足三里穴上，留罐5～10分钟。

网球肘

网球肘又称肱骨外上髁炎，本病一般发病较为缓慢，患者自觉肘关节外上方活动痛，疼痛有时可向上或向下放射，感觉酸胀不适，不愿活动。手不能用力握物，握锹、提壶、拧毛巾、织毛衣等活动可使疼痛加重。

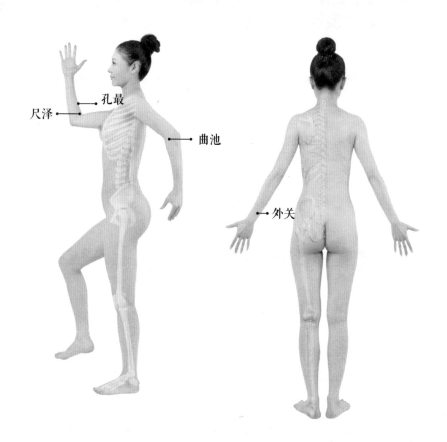

选穴及治疗方法

留罐法		
所选穴位	治疗方法	治疗频率
曲池、外关、孔最、尺泽	用拔罐器将罐吸附在穴位上，留罐 5 ～ 10 分钟	每日 1 次

国医大师解析随症加穴

(肩部疼痛，上肢不举) ⊕ (肩髃)

当肩部出现疼痛、上肢不举时，可以通过刺激肩部的穴位进行止痛。肩髃穴位于肩部三角肌上，有通经活络的作用，主治肩臂痹痛、上肢不遂等病症。

> 用拔罐器将气罐吸附在肩髃穴上，留罐5～10分钟。

(手臂无力) ⊕ (手三里)

手臂局部血液运行不畅，血不能濡养经脉时，会出现手臂无力的表现。手三里穴位于前臂背面，为养生强健穴。在此穴拔罐可以通经活络，增强免疫力。

> 用闪火法将小号罐吸附在手三里穴上，留罐5～10分钟。

(颈项强直，肩颈疼痛) ⊕ (大椎)

气血运行不畅，瘀滞于颈肩部血脉时，易出现颈项强直、肩颈疼痛的症状。大椎穴位于后颈部，能疏通局部经气，使脉络通畅，通则不痛。

> 先用三棱针点刺大椎穴3～5下，再将罐吸附在穴位上，留罐5分钟。

(肩背酸痛) ⊕ (肩井)

气血运行不畅，瘀滞于肩背部血脉时，易出现肩背酸痛。肩井穴可疏经通络、活血止痛，在此穴拔罐，能有效减轻局部酸痛。

> 用闪火法将罐吸附在肩井穴上，留罐5～10分钟。

急性腰扭伤

俗称"闪腰"，本病多因超负荷活动、姿势不正确、动作不协调、突然失足、猛烈提物、活动时没有准备、活动范围太大等造成。患者伤后立即出现腰部疼痛，呈持续性剧痛，腰部活动受限，不能挺直，俯、仰、扭转困难。

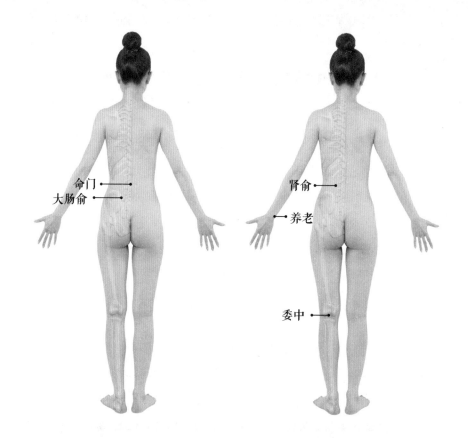

命门
大肠俞

肾俞
养老

委中

选穴及治疗方法

针罐法		
所选穴位	治疗方法	治疗频率
大肠俞、委中、养老、肾俞、命门、阿是穴	将所选穴位进行常规消毒后，将毫针快速刺入穴位皮下，待得气后留针拔罐，以闪火法将罐吸拔在穴位上，留罐 5 ~ 10 分钟后起罐取针	每日 1 次

国医大师解析随症加穴

(小便不利，下腹坠胀) ⊕ (气海)

中气不足，中气下陷，则小便不利、下腹坠胀。气海穴为先天元气之海，有培补元气之功，能调补中气，改善气虚气陷之症。

用闪火法将罐吸附在气海穴上，留罐 5 ~ 10 分钟。

(腰椎一侧或两侧疼痛) ⊕ (手三里)

腰部血液运行不畅，经脉气血瘀滞时，会出现腰椎一侧或两侧疼痛的表现，可选择腰部远端的手三里穴进行治疗。手三里穴为养生强健穴，在此穴拔罐可以通经活络，增强免疫力。

用闪火法将小号罐吸附在手三里穴上，留罐 5 ~ 10 分钟。

(腰部正中扭伤) ⊕ (腰阳关)

腰阳关穴位于腰部，当后正中线上，有补肾壮腰、舒筋活络的功效。在此穴拔罐，对治疗腰部正中扭伤效果较为显著。

用闪火法将罐吸附在腰阳关穴上，留罐 5 ~ 10 分钟。

(腰骶部疼痛明显) ⊕ (次髎)

次髎穴位于第二骶后孔中，通过在此穴拔罐来刺激局部气血运行，促进腰骶部血液循环，可有效改善腰骶部疼痛。

用闪火法将罐吸附在次髎穴上，留罐 5 ~ 10 分钟。

腰椎间盘突出症

腰椎间盘突出症，临床表现为腰部疼痛，严重者可影响翻身和坐立。一般休息后症状减轻，咳嗽、打喷嚏或大便用力，均可使疼痛加剧。下肢多为放射痛，出现腰部活动障碍，以后伸障碍最为明显。

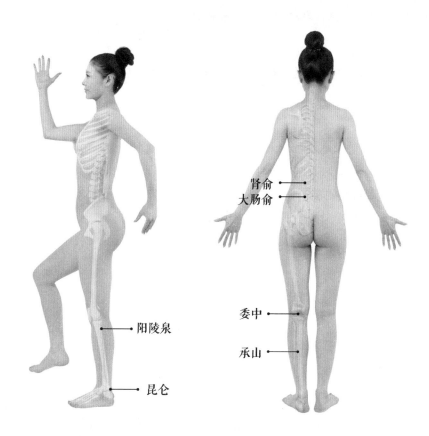

肾俞
大肠俞
委中
承山
阳陵泉
昆仑

选穴及治疗方法

留罐法		
所选穴位	治疗方法	治疗频率
肾俞、大肠俞、委中、阳陵泉、承山、昆仑	将所选穴位进行常规消毒后，将毫针快速刺入穴位皮下，待得气后留针拔罐。采取闪火法将罐吸附在穴位上，留罐5～10分钟	每日1次

国医大师解析随症加穴

(腰部肌肉僵硬) + (膈俞)

腰部血液循环不畅，血液瘀积，则会出现腰部肌肉僵硬的症状。膈俞穴能理气宽胸、活血通脉，加速血液流通，缓解血瘀症状。

用闪火法将罐吸附在膈俞穴上，留罐 5 ~ 10 分钟。

(腰眼疼痛明显) + (腰眼)

肾是先天之本，肾气充足，身体才会强健。腰眼穴位于带脉之中，为肾脏所在部位。刺激腰眼穴能疏通带脉，强壮腰脊，还能防治风寒引起的腰痛症，改善腰眼疼痛。

用拔罐器将气罐吸附在腰眼穴上，留罐 5 ~ 10 分钟。

(腰骶部疼痛明显) + (次髎)

次髎穴位于第二骶后孔中，通过在此穴拔罐来刺激局部气血运行，促进腰骶部血液循环，可有效改善腰骶部疼痛。

用闪火法将罐吸附在次髎穴上，留罐 5 ~ 10 分钟。

(小便不利，下腹坠胀) + (志室)

腰骶部气血运行不畅时，也会出现小便不利、下腹坠胀的症状。志室穴是保养肾脏的重要穴位，有强壮腰膝的作用，可以治疗膀胱炎、尿道炎、下肢瘫痪、腰肌劳损、阴囊湿疹、肾绞痛等多种疾病。

用闪火法将罐吸附在志室穴上，留罐 5 ~ 10 分钟。

坐骨神经痛

坐骨神经痛根据病变部位的不同，可分为根性和干性两种。前者表现为疼痛常自腰部向一侧臀、腿及足部放射，呈烧灼样或刀割样疼痛，咳嗽及用力时疼痛可加剧；后者疼痛常从臀部向股后、小腿后外侧及足外侧放射。

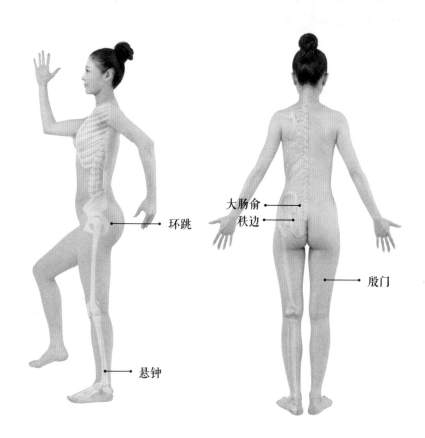

环跳

大肠俞
秩边

殷门

悬钟

选穴及治疗方法

针罐法		
所选穴位	治疗方法	治疗频率
大肠俞、环跳、殷门、秩边、悬钟	将所选穴位常规消毒后，将毫针快速刺入穴位皮下，待得气后留针拔罐。采取闪火法将罐吸附在穴位上，留罐 5 ~ 10 分钟后起罐取针	每日 1 次

国医大师解析随症加穴

（腰腿疼痛，痛处固定不移）➕（血海）

腰部血液循环不畅，血液瘀积，则会出现腰腿疼痛，痛处固定不移的症状。可选用具有活血通窍、止痛作用的血海穴进行拔罐，血脉通畅则痛止。

先用三棱针点刺血海穴3～5下，再将罐吸附在穴位上，留罐10分钟。

（下肢痿痹）➕（委中）

下肢气血不足，不能濡养经脉时，就会出现下肢痿痹。委中穴位于腘横纹中点上，能舒经活络，改善下肢气血循环。

用闪火法将小号罐吸附在委中穴上，留罐5～10分钟。

（下肢疼痛，伴抽筋）➕（承山）

下肢气血运行不畅时，会出现下肢疼痛，伴有抽筋的症状。承山穴是治疗小腿抽筋的常用穴，有理气止痛、舒筋活络的功效，常用于治疗腰腿拘急疼痛、痔疮、便秘等病症。

用闪火法将罐吸附在承山穴上，留罐5～10分钟。

（腰腿冷重，遇冷加重）➕（腰阳关）

当外感寒湿之邪或内生寒湿时，寒湿困于腰腿部则会出现腰腿冷重，遇冷加重的症状。腰阳关穴是督脉上元阴、元阳的相交点，是阳气通行的关隘，有祛寒除湿、舒筋活络的功效。在此穴拔罐能有效改善寒湿症状。

用闪火法将罐吸附在腰阳关穴上，留罐5～10分钟。

膝关节炎

膝关节炎是最常见的关节炎，以软骨磨损为其主要致病因素，好发于体重偏重者和中老年人。发病前期没有明显症状。继之，发展为膝关节深部疼痛、压痛，关节僵硬僵直、麻木、屈伸不利、肿胀。

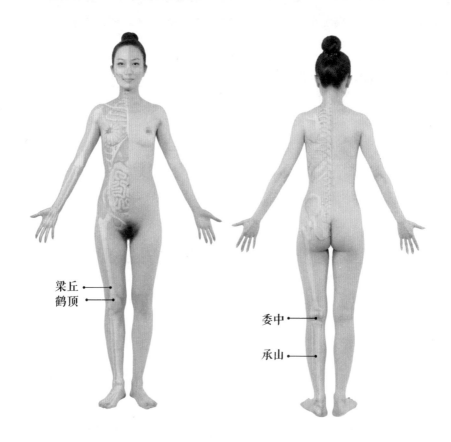

梁丘
鹤顶

委中

承山

选穴及治疗方法

留罐法		
所选穴位	治疗方法	治疗频率
鹤顶、梁丘、承山、委中	采取闪火法将罐吸附在穴位上，留罐 5～10 分钟	每日 1 次

国医大师解析随症加穴

（膝关节红肿，痛不可触）➕（曲池）

外感热邪或内生火热，则膝关节红肿，痛不可触。曲池穴有清热和营、理气通络之功效，在此穴拔罐，能清散体内之热，疏通局部气血，达到消肿止痛的目的。

> 用闪火法将小号罐吸附在曲池穴上，留罐5～10分钟。

（下肢痿痹）➕（足三里）

下肢气血不足，不能濡养经脉时，就会出现下肢痿痹。足三里穴位于小腿部，有扶正培元、通经活络、健脾和胃的功效。脾胃健则气血生化有源，气血充足，经脉通畅，则下肢痿痹将得到较明显改善。

> 用闪火法将罐吸附在足三里穴上，留罐5～10分钟。

（膝膑肿痛）➕（阳陵泉）

膝部气血运行不畅时，会出现膝膑肿痛。阳陵泉穴是筋之会穴，为筋气聚会之处，能舒筋活络、强健腰膝，可用于治疗腰腿痛、膝关节炎、坐骨神经痛等病症，帮助患者从病痛中解脱出来，恢复腰膝强健的状态。

> 用闪火法将罐吸附在阳陵泉穴上，留罐5～10分钟。

（下肢冷痛）➕（太溪）

寒凝于下肢，致下肢气血运行不畅，则下肢冷痛。太溪穴能舒筋脉、行气血、通络止痛，可在此穴拔罐以缓解下肢疼痛。

> 用拔罐器将气罐吸附在太溪穴上，留罐5～10分钟。

小腿抽筋

腓肠肌痉挛，俗称小腿抽筋，其特点是腓肠肌突然发作的强直性痛性痉挛，牵掣、痛如扭转，持续数十秒至数分钟或更久。寒冷刺激、出汗过多、疲劳过度、睡眠不足、缺钙、睡眠姿势不好、动脉硬化等都会引起腓肠肌痉挛。

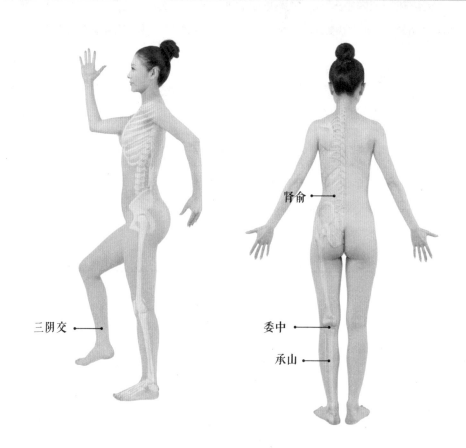

三阴交　　肾俞　　委中　　承山

选穴及治疗方法

留罐法		
所选穴位	治疗方法	治疗频率
肾俞、承山	采取闪火法将罐吸附在穴位上，留罐 5 ～ 10 分钟	每日 1 次
委中、三阴交	用拔罐器将罐吸附在穴位上，留罐 5 ～ 10 分钟	每日 1 次

国医大师解析随症加穴

膝关节疼痛 ➕ 鹤顶

膝部气血运行不畅时，会出现膝关节疼痛的症状。鹤顶穴有通利关节、舒筋活络、强腰膝的功效，主治膝关节酸痛、腿足无力、下肢痿软、脚气等各种膝关节病和下肢病症。

用闪火法将罐吸附在鹤顶穴上，留罐 10 分钟。

下肢冷痛 ➕ 阳陵泉

寒凝于下肢，致下肢气血运行不畅，则下肢冷痛。阳陵泉穴是筋之会穴，为筋气聚会之处，能舒筋活络、强健腰膝，可用于治疗腰腿痛、膝关节炎、坐骨神经痛等病症，帮助患者从病痛中解脱出来，恢复腰膝强健的状态。

用闪火法将罐吸附在阳陵泉穴上，留罐 5 ~ 10 分钟。

下肢痿痹 ➕ 足三里

下肢气血不足，不能濡养经脉时，就会出现下肢痿痹。足三里穴位于小腿部，有扶正培元、通经活络、健脾和胃的功效，脾胃健则气血生化有源，气血充足，经脉通畅，则下肢痿痹将得到较明显改善。

用闪火法将罐吸附在足三里穴上，留罐 5 ~ 10 分钟。

下肢酸软无力 ➕ 悬钟

湿困于下肢致下肢酸软无力，可选用具有通经活络、强筋壮骨功效的悬钟穴进行拔罐，改善下肢气血的运行，能治疗下肢痿痹、半身不遂、脚气、高脂血症、高血压、颈椎病等多种疾病。

用闪火法将小号罐吸附在悬钟穴上，留罐 10 分钟。

脚踝疼痛

脚踝疼痛是由于不适当运动，稍微超出了脚踝的承受力，造成脚踝软组织损伤，出现了一定的疼痛症状。重者可造成脚踝滑膜炎、创伤性关节炎等疾病。此外，过劳或过冷刺激也会引起脚踝疼痛。

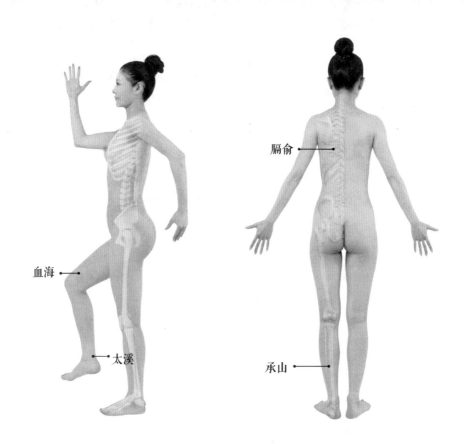

膈俞

血海

太溪

承山

选穴及治疗方法

留罐法		
所选穴位	治疗方法	治疗频率
膈俞、血海、承山、太溪	采取闪火法将罐吸附在穴位上，留罐5～10分钟	每日1次

国医大师解析随症加穴

(下肢痿痹) + (足三里)

下肢气血不足，不能濡养经脉时，就会出现下肢痿痹。足三里穴位于小腿部，有扶正培元、通经活络、健脾和胃的功效，脾胃健则气血生化有源，气血充足，经脉通畅，则下肢痿痹将得到较明显改善。

> 用闪火法将罐吸附在足三里穴上，留罐 5 ~ 10 分钟。

(足踝微肿，小便赤涩) + (阴陵泉)

湿热灼伤经脉，气机不畅而致足踝微肿、小便赤涩。阴陵泉穴是足太阴脾经上的合穴，善于调节脾肾的功能，能清利湿热、通经活络。

> 用闪火法将罐吸附在阴陵泉穴上，留罐 5 ~ 10 分钟。

(小腿抽筋、酸软) + (悬钟)

湿困于下肢致小腿抽筋、酸软，可选用具有通经活络、强筋壮骨功效的悬钟穴进行拔罐，改善下肢气血的运行，治疗下肢痿痹、半身不遂、脚气、高脂血症、高血压、颈椎病等多种疾病。

> 用闪火法将小号罐吸附在悬钟穴上，留罐 10 分钟。

(足踝红肿，失眠) + (照海)

体内阴虚火旺，则足踝红肿、失眠。照海穴具有滋肾阴、清虚热之功效，在此穴拔罐有助于改善失眠、足踝红肿之症。

> 用拔罐器将气罐吸附在照海穴上，留罐 5 ~ 10 分钟。

原发性骨质疏松

原发性骨质疏松症最常见的症状是疼痛，以腰背痛多见，疼痛沿脊柱向两侧扩散，仰卧或坐位时疼痛减轻，直立时后伸或久立、久坐时疼痛加剧。日间疼痛减轻，夜间和清晨醒来时疼痛加重，弯腰、咳嗽、大便用力时加重。

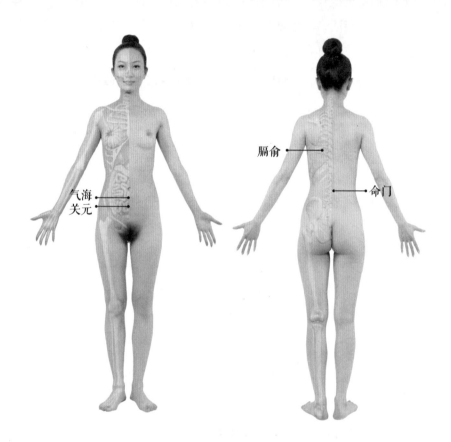

气海
关元

膈俞

命门

选穴及治疗方法

针罐法		
所选穴位	治疗方法	治疗频率
膈俞、命门、气海、关元	将所选穴位常规消毒后，将毫针快速刺入穴位皮下，待得气后留针拔罐。采取闪火法将罐吸附在穴位上，留罐 5～10 分钟后起罐取针	每日 1 次

国医大师解析随症加穴

面色少华，脘闷纳呆 脾俞

脾气虚弱，脾失健运，则气血化生无源，气血不足则面色少华、脘闷纳呆。脾俞穴能健脾和胃，调理脾胃功能，促进营养物质消化吸收，气血充足则面色如常，食欲也如常。

用闪火法将罐吸附在脾俞穴上，留罐5～10分钟。

腰膝酸软，耳鸣 肾俞

肾气虚衰，气血不能上营于头部和下达腰膝而濡养耳部与腰膝经脉，致腰膝酸软、耳鸣。治当益肾助阳，通过在肾俞穴进行拔罐来调理肾气，补肾培元。

用投火法将罐吸附在肾俞穴上，留罐5～10分钟。

腰骶疼痛 腰阳关

腰阳关穴位于腰部，有补肾壮腰、舒筋活络的功效。在此穴拔罐，对治疗腰骶疼痛效果较为显著。

用闪火法将罐吸附在腰阳关穴上，留罐5～10分钟。

下肢酸软无力 悬钟

湿困于下肢致下肢酸软无力，可选用具有通经活络、强筋壮骨功效的悬钟穴进行拔罐，改善下肢气血的运行，治疗下肢痿痹、半身不遂、脚气、高脂血症、高血压、颈椎病等多种疾病。

用闪火法将小号罐吸附在悬钟穴上，留罐5～10分钟。

肌肉萎缩

肌肉萎缩是指横纹肌营养障碍，肌肉纤维变细甚至消失等导致的肌肉体积缩小的一种病症。肌肉萎缩患者常出现肌肉萎缩、劳动能力下降、患肢功能障碍等表现，且易并发褥疮，给患者生活造成极大的不便。

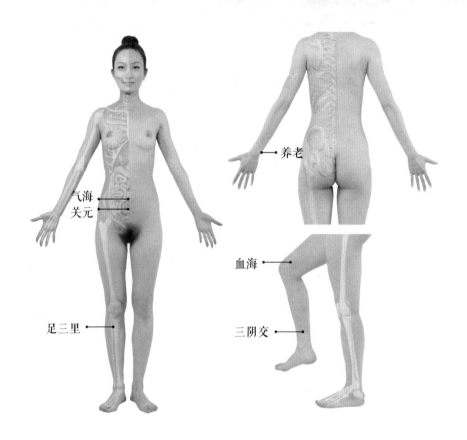

气海
关元
足三里

养老
血海
三阴交

选穴及治疗方法

针罐法		
所选穴位	治疗方法	治疗频率
养老、气海、关元、血海、足三里、三阴交	将所选穴位常规消毒后，将毫针快速刺入穴位皮下，待得气后留针拔罐。采取闪火法将罐吸附在穴位上，留罐 5 ~ 10 分钟后起罐取针	每日 1 次

国医大师解析随症加穴

(上肢无力) ➕ (外关)

气血瘀滞时，无以濡养经脉，上肢肌肉萎缩则无力。外关穴位于前臂背侧，有通经活络的功效，能改善上肢气血运行，使经脉、肌肉得到濡养而有力。

> 用闪火法将小号罐吸附在外关穴上，留罐 5 ~ 10 分钟。

(发热多汗) ➕ (大椎)

外感风热之邪，则发热多汗。大椎穴能清热解表，主治热病、恶寒发热、感冒、咳嗽等外感病症。因此，在大椎穴上拔罐可助祛风清热，退热而汗止。

> 用闪火法将罐吸附在大椎穴上，留罐 5 ~ 10 分钟。

(肢体失用，腰膝酸软) ➕ (腰阳关)

当外感寒湿之邪或内生寒湿时，寒湿困于腰腿部则会出现肢体失用、腰膝酸软的症状。腰阳关穴是督脉上元阴、元阳的相交点，是阳气通行的关隘，有祛寒除湿、舒筋活络的功效，在此穴拔罐能有效改善寒湿症状。

> 用闪火法将罐吸附在腰阳关穴上，留罐 5 ~ 10 分钟。

(肢体萎软，下肢为重) ➕ (阴陵泉)

湿热灼伤经脉，气机不畅而肢体肌肉、经脉无以为养，以致肢体萎软，下肢为重。阴陵泉穴是足太阴脾经上的合穴，善于调节脾肾的功能，使气血充足，经脉得养，而且还能清利湿热、通经活络。

> 用闪火法将罐吸附在阴陵泉穴上，留罐 5 ~ 10 分钟。

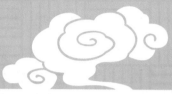

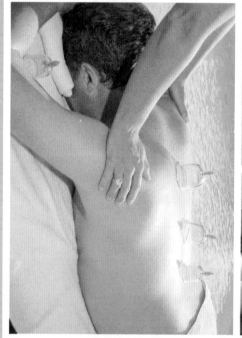

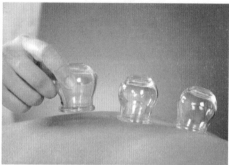

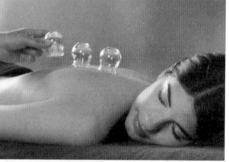

第七章

(妇)(科)

男科病症拔罐，两性生活更自在

现代社会，人们对于两性疾病的认识有了很大突破，不再如旧社会时期谈『性』色变。当人们患有两性疾病时也会积极地了解并配合治疗。拔罐疗法可以让人们足不出户，在家中就能轻松改善病症。本章介绍月经不调、痛经、阳痿、前列腺炎、不育症等18种常见妇科男科病症的选穴、拔罐手法及随症加穴，为您解除两性烦忧。

月经不调

月经的周期、量、色、质的任何一方面发生改变，均称为月经不调。常见的有经期提前、经期延迟、经期延长、月经先后不定期等。经期提前是指月经周期短于21天者；经期延迟是指月经周期超过35天者。

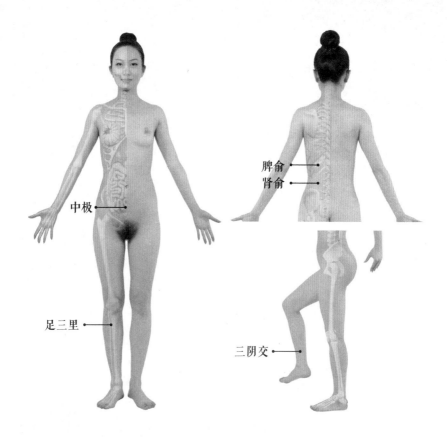

脾俞
肾俞
中极
足三里
三阴交

选穴及治疗方法

留罐法		
所选穴位	治疗方法	治疗频率
脾俞、肾俞、中极、足三里、三阴交	采取闪火法将罐吸附在穴位上，留罐 5 ~ 10 分钟	每日 1 次

国医大师解析随症加穴

经乱不畅，胸胁乳房作胀 ＋ 期门

肝气郁结逆乱，气乱血乱，冲任失司，血海蓄溢失常，则发为经乱不畅、胸胁乳房作胀。期门穴能疏肝健脾、理气活血，在此穴拔罐有助于调节气血，使冲任调和，月事如时而下。

用拔罐器将气罐吸附在期门穴上，留罐 5～10 分钟。

下腹冷痛 ＋ 关元

关元穴自古就是养生要穴，它具有培补元气、理气和血等作用，用于治疗元气虚损病症、妇科病症和下焦病症等效果显著。在此穴拔罐，有助于减轻下腹冷痛症状。

用闪火法将罐吸附在关元穴上，留罐 5～10 分钟。

经迟量少，色淡质稀 ＋ 命门

肾虚封藏失职，开阖不利，冲任失调，肾虚则髓海不足，致经迟量少，色淡质稀。命门穴能温通胞脉、活血通经、温肾助阳，在此穴拔罐能改善月经量少的症状。

用闪火法将罐吸附在命门穴上，留罐 5～10 分钟。

经早，量多或少，色红质稠 ＋ 太溪

肾气虚弱则冲任不固，不能制约经血，遂致月经提前，量多或少，色红质稠。太溪穴有滋阴益肾、壮阳强腰的功效，在此穴拔罐，有助于固冲调经。

用拔罐器将气罐吸附在太溪穴上，留罐 5～10 分钟。

闭经

女性超过18岁仍不来月经称为原发性闭经；已经建立了正常月经周期后，连续6个月以上不来月经称为继发性闭经。先天性无子宫、刮宫过深、子宫内膜结核，或患有严重贫血、糖尿病，或环境改变、过度紧张、劳累等原因均可引起闭经。

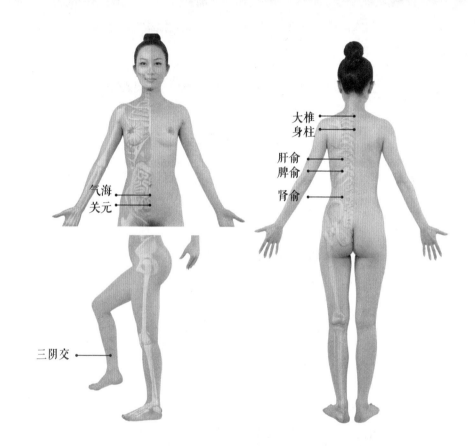

选穴及治疗方法

刺络拔罐法		
所选穴位	治疗方法	治疗频率
1. 大椎、脾俞、肝俞 2. 身柱、肾俞、气海 3. 关元、三阴交	将所选穴位进行常规消毒，用三棱针点刺穴位，然后用闪火法将罐吸拔在穴位上，留罐5～10分钟	每次1组穴，每日1次或隔日1次

国医大师解析随症加穴

(心悸，胸胁胀满) + (内关)

心气不足，其行血之功能受到影响，则出现心悸、胸胁胀满的症状。内关穴能补益心气、活血通络，助心行血则气血运行通畅，病痛减轻。

用拔罐器将气罐吸附在内关穴上，留罐 5 ~ 10 分钟。

(形寒肢冷，小腹冷痛) + (命门)

命门之火为人身阳气之根本，当命门火衰时，其对机体各脏腑组织的推动、温煦作用会减弱，从而出现形寒肢冷、小腹冷痛的症状。在命门穴拔罐，可以培元固本、温肾助阳，使命门之火旺盛，增强其对机体的温煦作用。

用投火法将罐吸附在命门穴上，留罐 5 ~ 10 分钟。

(潮热盗汗) + (太溪)

阴虚则虚热内生，睡时卫阳入里，肌表不密，虚热蒸津外泄，故盗汗出。阴虚潮热体现为午后或夜间发热加重，体温并不高，多见胸中烦热，手足心发热。太溪穴能滋阴益肾，增补阴液，缓解潮热、盗汗。

用拔罐器将气罐吸附在太溪穴上，留罐 5 ~ 10 分钟。

(小腹胀痛拒按，舌质紫暗) + (太冲)

气机郁滞，气滞血瘀，瘀阻胞脉，故小腹胀痛拒按，舌质紫暗。太冲穴为肝经之俞穴、原穴，在此穴拔罐可疏肝理气，通调三焦，气行血畅，使人心平气和，养护肝脏健康，远离疾病困扰。

用拔罐器将气罐吸附在太冲穴上，留罐 5 ~ 10 分钟。

痛经

痛经大多数发生在月经前1～2日或月经来潮时，常为下腹部阵发性绞痛，有时也可放射至阴道、肛门及腰部，可同时伴有恶心、呕吐、尿频、便秘或腹泻等症状。疼痛剧烈时可表现为面色苍白、手脚冰凉、出冷汗，甚至昏厥。

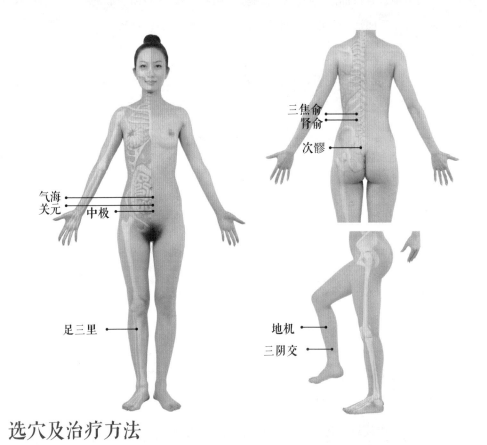

选穴及治疗方法

留罐法、针罐法		
所选穴位	治疗方法	治疗频率
肾俞、三焦俞、气海、关元、中极、足三里	采取闪火法将罐吸附在穴位上，留罐5～10分钟	每日1次
次髎、三阴交、地机	将所选穴位进行常规消毒后，将毫针快速刺入穴位皮下，待有得气感后留针拔罐，采用闪火法将罐吸拔在穴位上，5～10分钟后起罐，再留针5～10分钟	每日1次

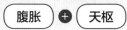

国医大师解析随症加穴

【腹胀】 ➕ 【天枢】

气虚血少，经行血泄，冲任气血更虚，胞脉失于濡养，"不荣则痛"，故痛经、腹胀。天枢穴能健脾理气，使气行血畅，有效减轻痛经和腹胀。

> 用闪火法将罐吸附在天枢穴上，留罐 5 ~ 10 分钟。

【经前乳房胀痛】 ➕ 【肝俞】

肝郁气滞，气滞血瘀，瘀滞冲任，血行不畅，经前经时气血下注冲任，胞脉气血更加壅滞，"不通则痛"，故痛经、经前乳房胀痛。刺激肝俞穴可起到调肝护肝的作用，使肝之疏泄功能正常，气机调畅，冲任血行通畅，脏腑功能正常协调。

> 先用闪火法将罐吸附在肝俞穴上，反复吸拔几次，再留罐 5 ~ 10 分钟。

【头晕，耳鸣】 ➕ 【悬钟】

肝胆火旺，上扰清窍，则头晕、耳鸣。悬钟穴能疏肝泻胆、通经活络，通过在此穴进行拔罐，可清泻肝胆火热。

> 用拔罐器将气罐吸附在悬钟穴上，留罐 5 ~ 10 分钟。

【疼痛剧烈，经色紫红】 ➕ 【太冲】

气机郁滞，气滞血瘀，瘀阻胞脉，则疼痛剧烈，经色紫红。太冲穴为肝经之俞穴、原穴，在此穴拔罐可疏肝理气，通调三焦，气行血畅，使人心平气和，养护肝脏健康，远离疾病困扰。

> 用拔罐器将气罐吸附在太冲穴上，留罐 5 ~ 10 分钟。

崩漏

崩漏，是指妇女非周期性子宫出血。其发病急骤，暴下如注，大量出血者为"崩"；发病势缓，出血量少，淋漓不绝者为"漏"。本病的主要病机是冲任损伤，不能制约经血。常见的病因有肾虚、脾虚、血热和血瘀。

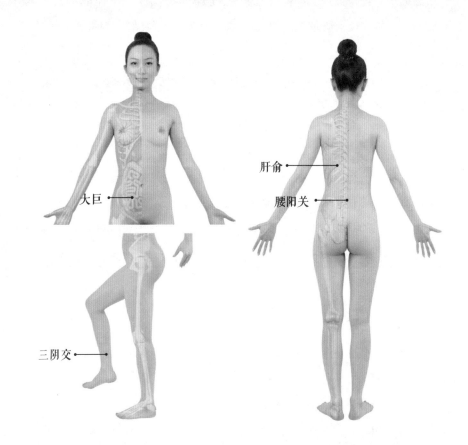

大巨

肝俞

腰阳关

三阴交

选穴及治疗方法

针罐法		
所选穴位	治疗方法	治疗频率
大巨、肝俞、腰阳关、三阴交	消毒穴位后，用毫针刺入穴中，得气后留针。用闪火法将罐吸拔在穴位上，留罐 5 ~ 10 分钟后起罐取针	每日 1 次

国医大师解析随症加穴

（漏下不止，色暗有血块）＋（膈俞）

气滞血瘀，瘀阻冲任，血不循经，非时而下，发为漏下不止，色暗有血块。膈俞穴能理气宽胸、活血通脉，加速血液流通，缓解血瘀症状。

> 用闪火法将罐吸附在膈俞穴上，留罐5～10分钟。

（下血淋漓不尽，血色淡）＋（脾俞）

脾气虚，中气下陷，冲任不固，血失统摄，非时而下，遂致下血淋漓不尽，血色淡。脾俞穴能益气健脾，增强脾运化及统血功能，使气血化生有源，气血充足而冲任调和。

> 用闪火法将罐吸附在脾俞穴上，留罐5～10分钟。

（下血量多，色深红）＋（血海）

感受寒、热之邪，寒凝或热灼致瘀，瘀阻冲任，血不循经，非时而下，则下血量多，色深红。血海穴有健脾化湿、调经统血、行血活血的功效，对月经不调、功能性子宫出血、子宫内膜炎等病均有较好的疗效。

> 用闪火法将罐吸附在血海穴上，留罐5～10分钟。

（下血量多，有血块）＋（太冲）

肝郁化火，火热内盛，热伤冲任，迫血妄行，非时而下，下血量多，有血块。太冲穴为肝经之俞穴、原穴，在此穴拔罐可疏肝理气，通调三焦，气行血畅，使人心平气和，养护肝脏健康，远离疾病困扰。

> 用拔罐器将气罐吸附在太冲穴上，留罐5～10分钟。

带下病

带下即白带。带下的量明显增多，颜色、性质、气味异常，或伴全身、局部症状者，称为带下病。病理性白带表现为白带量多，持续不断，或颜色、性质、气味等见异常变化，并伴有乏力、腰酸腹冷、小腹坠胀、阴部瘙痒、小便短黄等症状。

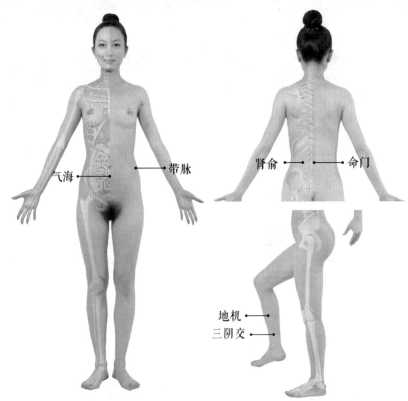

气海　　带脉　　肾俞　　命门

地机　　三阴交

选穴及治疗方法

留罐法、刺络拔罐法		
所选穴位	治疗方法	治疗频率
气海、带脉、命门、肾俞、地机、三阴交	采取闪火法将罐吸附在穴位上，留罐5～10分钟	每 日 1 次 或 隔 1～2 日 1 次
腰阳关、腰眼	将所选穴位进行常规消毒，用三棱针快速点刺穴位，然后用闪火法将罐吸拔在穴位上，留罐5～10分钟	

国医大师解析随症加穴

带下色白，食少便溏 ➕ 脾俞

脾虚运化失职，水湿内停，下注任带，则带下色白、食少便溏。脾俞穴能益气健脾，增强脾运化及统血功能，使气血化生有源，气血充足而任带调和。

> 用闪火法将罐吸附在脾俞穴上，留罐 5 ~ 10 分钟。

带下色黄，身热尿赤 ➕ 次髎

素体阴虚，感受湿热之邪，伤及任带，则带下色黄，身热尿赤。次髎穴能调经止痛，通过调节冲任带脉，使月经、带下正常，主治月经不调、痛经、带下、阳痿、早泄等男女科疾病。

> 用闪火法将罐吸附在次髎穴上，留罐 5 ~ 10 分钟。

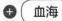

带下色红 ➕ 血海

带下色红，为赤带，可因血瘀化热，损伤胞络所致。血海穴有健脾化湿、调经统血、行血活血的功效，对月经不调、功能性子宫出血、子宫内膜炎等病均有较好的疗效。

> 用闪火法将罐吸附在血海穴上，留罐 5 ~ 10 分钟。

阴部瘙痒 ➕ 太冲

情志不畅，肝郁化火，肝热脾湿，湿热互结，流注下焦，损及任带，约固无力，而成带下病，伴有阴部瘙痒。对太冲穴进行拔罐可疏肝理气，通调三焦，气行血畅，缓解瘙痒，养护肝脏健康。

> 用拔罐器将气罐吸附在太冲穴上，留罐 5 ~ 10 分钟。

慢性盆腔炎

盆腔炎包括子宫肌炎、子宫内膜炎、输卵管炎、卵巢炎、盆腔结缔组织炎和盆腔腹膜炎。主要症状为白带增多，腰骶部酸痛，部分女性还伴有小腹阵痛，同时还可能出现精神衰弱、失眠、精神不振、尿频、尿急、尿痛、月经紊乱等症状。

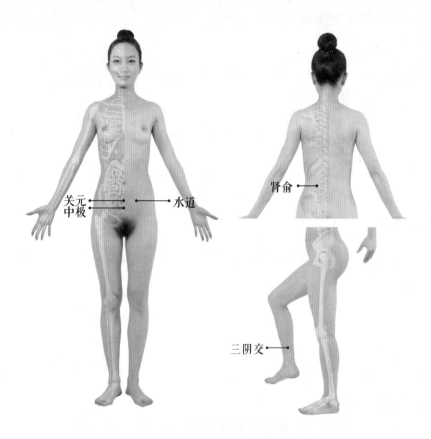

关元
中极
水道
肾俞
三阴交

选穴及治疗方法

留罐法		
所选穴位	治疗方法	治疗频率
关元、中极、水道、肾俞、三阴交	采取闪火法将罐吸附在穴位上，留罐5～10分钟	每日1次

国医大师解析随症加穴

下腹坠胀，气短声低 + **气海**

中气不足，中气下陷，则下腹坠胀、气短声低。气海穴为先天元气之海，有培补元气之功，能调补中气，改善气虚气陷之症。

用闪火法将罐吸附在气海穴上，留罐5～10分钟。

腹痛，经行可见血块 + **血海**

肝郁气滞，气滞血瘀，或经期产后，余血内留，蓄而成瘀，瘀滞冲任，血行不畅，经前经时气血下注冲任，胞脉气血更加壅滞，则经行可见血块、腹痛。血海穴有健脾化湿、调经统血、行血活血的功效。

用闪火法将罐吸附在血海穴上，留罐5～10分钟。

神疲倦怠，夜寐不宁 + **心俞**

心气不足，则无力推动血液循环，易致神疲倦怠、夜寐不宁等症。可选用具有调补心气、益气养血作用的心俞穴进行拔罐，以改善上焦血液循环，使上焦气血运行通畅。

用闪火法将罐吸附在心俞穴上，留罐5～10分钟。

小便不利 + **次髎**

小便不利具体可表现为小便量减少、排尿困难及小便完全闭塞不通，与肾元虚衰有关。次髎穴能益气壮阳、补益肾气，肾精充足则气化正常，则小便的生成和排泄也正常。

用闪火法将罐吸附在次髎穴上，留罐5～10分钟。

子宫脱垂

子宫脱垂，又称为"阴脱""子宫脱出"等，是指子宫从正常位置向下移位，甚至完全脱出于阴道口外。身体虚弱，产后身虚，气虚下陷或肾虚不固，致胞络损伤，不能提摄子宫等。

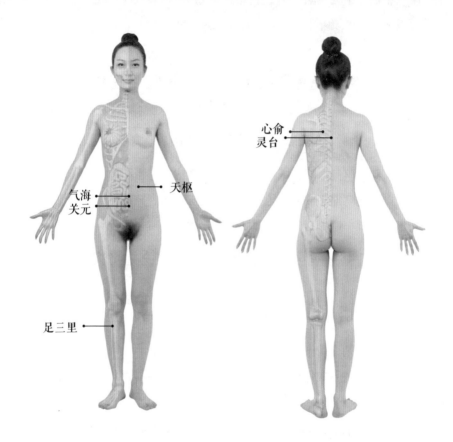

选穴及治疗方法

留罐法		
所选穴位	治疗方法	治疗频率
天枢、气海、关元、心俞、灵台、足三里	采取闪火法将罐吸附在穴位上，留罐 5 ~ 10 分钟	每日或隔日 1 次

国医大师解析随症加穴

(月经不调) ➕ (血海)

素体虚弱，气血俱虚，则冲任不固，月经不调。血海穴有健脾化湿、调经统血、行血活血的功效，对月经不调、功能性子宫出血、子宫内膜炎等病均有较好的疗效。

> **用闪火法将罐吸附在血海穴上，留罐 5 ~ 10 分钟。**

(白带清稀，食少便溏) ➕ (脾俞)

脾虚运化失职，水湿内停，下注任带，则白带清稀、食少便溏。脾俞穴能益气健脾，增强脾运化及统血功能，使气血化生有源，气血充足而任带调和。

> **用闪火法将罐吸附在脾俞穴上，留罐 5 ~ 10 分钟。**

(胸胁、乳房胀痛) ➕ (肝俞)

肝郁气滞，气滞血瘀，瘀滞冲任，血行不畅，经前经时气血下注冲任，胞脉气血更加壅滞，故胸胁、乳房胀痛。刺激肝俞穴可起到调肝护肝的作用，使肝之疏泄功能正常，气机调畅，冲任血行通畅，脏腑功能正常协调。

> **先用闪火法将罐吸附在肝俞穴上，反复吸拔几次，再留罐 5 ~ 10 分钟。**

(腰腹冷痛) ➕ (腰阳关)

当外感寒湿之邪或内生寒湿时，寒湿困于腰腹部则会出现腰腹冷痛的症状。腰阳关穴是督脉上元阴、元阳的相交点，是阳气通行的关隘，有祛寒除湿、舒筋活络的功效，在此穴拔罐能有效改善寒湿症状。

> **用闪火法将罐吸附在腰阳关穴上，留罐 5 ~ 10 分钟。**

乳腺增生

乳腺增生，中医称为"乳癖"，临床表现为乳房胀痛，具有周期性，常发生或加重于月经前期及月经期。乳房肿块常为多发性，扁平或呈串珠状结节，大小不一，质韧不硬，边界不清，推之可动，经前增大，经后缩小，病程长，发展缓慢。

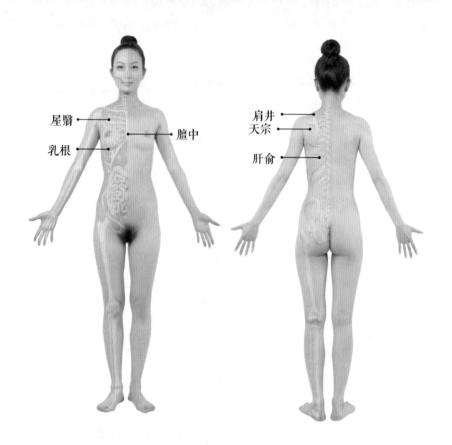

屋翳　膻中　乳根　肩井　天宗　肝俞

选穴及治疗方法

留罐法		
所选穴位	治疗方法	治疗频率
屋翳、乳根、膻中、天宗、肩井、肝俞	采取闪火法将罐吸附在穴位上，留罐10～15分钟	每日1次

国医大师解析随症加穴

（烦躁易怒，失眠多梦）＋（内关）

心气不足，其行血之功能受到影响，则出现烦躁易怒、失眠多梦的症状。内关穴能补益心气、活血通络，助心行血则气血运行通畅，病痛减轻。

用拔罐器将气罐吸附在内关穴上，留罐 5 ~ 10 分钟。

（面色不华，月经紊乱）＋（血海）

素体虚弱，气血俱虚，则冲任不固，月经紊乱、面色不华。血海穴有健脾化湿、调经统血、行血活血的功效，对月经不调、功能性子宫出血、子宫内膜炎等病均有较好的疗效。

用闪火法将罐吸附在血海穴上，留罐 5 ~ 10 分钟。

（乳房胀痛伴有烧灼感）＋（三阴交）

肝郁痰凝，气血瘀滞，阻于乳络，则发为乳房胀痛伴有烧灼感。三阴交穴为妇科疾病特效穴，有益血活血、补益肝肾的功效，能有效改善乳房胀痛。

用闪火法将小号罐吸附在三阴交穴上，留罐 5 ~ 10 分钟。

（胸胁胀满）＋（肝俞）

情志不遂，或受到精神刺激，导致肝气郁结，气机阻滞，阻于胸胁则发为胸胁胀满。肝俞穴为肝脏的保健要穴，刺激此穴可起到调肝护肝的作用，使肝之疏泄功能正常，气机调畅，冲任血行通畅，脏腑功能正常协调。

先用闪火法将罐吸附在肝俞穴上，反复吸拔几次，再留罐 5 ~ 10 分钟。

不孕症

女子婚后夫妻同居2年以上，配偶生殖功能正常，未避孕而未受孕者，或曾孕育过，未避孕又间隔2年以上未再受孕者，称为"不孕症"。

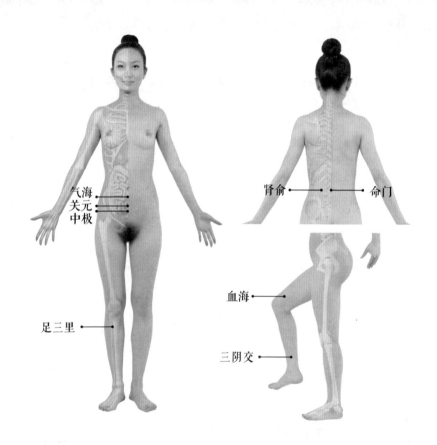

气海
关元
中极

足三里

肾俞　　　　　命门

血海

三阴交

选穴及治疗方法

留罐法		
所选穴位	治疗方法	治疗频率
气海、关元、中极、肾俞、命门、血海、足三里、三阴交	采取闪火法将罐吸附在穴位上，留罐5～10分钟	每日或隔日1次

国医大师解析随症加穴

多年不孕，精神抑郁 ⊕ 期门

肝气郁结，疏泄失常，血气不和，冲任不能相资，以致不能摄精而多年不孕，精神抑郁。期门穴能疏肝健脾、理气活血，在此穴拔罐有助于调节气血，使冲任调和，月事如时而下。

用拔罐器将气罐吸附在期门穴上，留罐 5 ~ 10 分钟。

胸胁胀痛 ⊕ 太冲

肝郁化火，烁津成痰，痰郁互结，携风阳之邪，窜扰经脉，可出现胸胁胀痛等症状。在太冲穴进行拔罐，可疏肝理气，通调三焦，养护肝脏健康，远离疾病困扰。

用拔罐器将气罐吸附在太冲穴上，留罐 5 ~ 10 分钟。

白带量多 ⊕ 次髎

素体阴虚，感受湿热之邪，伤及任带，则白带量多。次髎穴能调经止痛，通过调节冲任带脉，使月经、带下正常，主治月经不调、痛经、带下、阳痿、早泄等男女科疾病。

用闪火法将罐吸附在次髎穴上，留罐 5 ~ 10 分钟。

形体肥胖，纳呆犯恶 ⊕ 阴陵泉

痰湿内盛，阻塞气机，冲任失司，躯脂满溢，闭塞胞宫则不孕，形体肥胖，纳呆犯恶。阴陵泉穴是足太阴脾经上的合穴，善于调节脾肾的功能，使气血充足，经脉得养，而且还能清利湿热、通经活络。

用闪火法将罐吸附在阴陵泉穴上，留罐 5 ~ 10 分钟。

更年期综合征

更年期是指女性从性成熟期逐渐进入老年期（一般为45～55岁），生殖功能由旺盛转至完全停止的一个过渡时期。在此过渡时期中，女性所出现的一系列身体不适，如烘热、出汗、心慌及失眠，统称为更年期综合征。

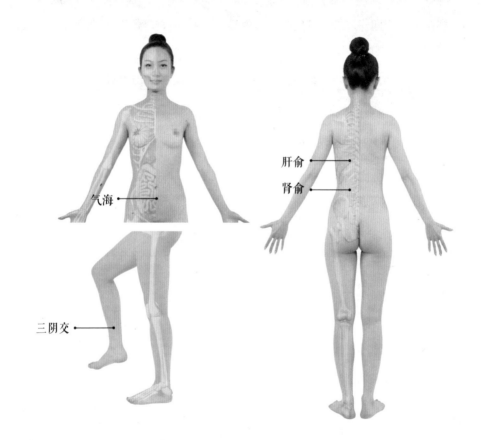

肝俞

肾俞

气海

三阴交

选穴及治疗方法

留罐法		
所选穴位	治疗方法	治疗频率
肝俞、肾俞、气海、三阴交	采取闪火法将罐吸附在穴位上，留罐5～10分钟	每日或隔日1次

国医大师解析随症加穴

面色晦暗，形寒肢冷 ➕ 关元

人体的体温，需要气的温煦作用来维持。气的温煦作用是通过激发和推动各脏腑器官生理功能，促进机体的新陈代谢来实现的。气虚，中气不足则面色晦暗，形寒肢冷。关元穴具有培补元气、理气和血的功效，能助气发挥其温煦作用。

用闪火法将罐吸附在关元穴上，留罐 5 ~ 10 分钟。

神疲乏力，面色苍白 ➕ 脾俞

脾气虚弱，脾失健运，则气血化生无源，气血不足则神疲乏力、面色苍白。脾俞穴能健脾和胃，调理脾胃功能，促进营养物质消化吸收，气血充足则面色如常，精力也如常。

用闪火法将罐吸附在脾俞穴上，留罐 5 ~ 10 分钟。

失眠，五心烦热 ➕ 照海

阴虚则阴液亏少，虚阳偏亢而生内热，以致失眠、五心烦热。照海穴能滋阴清热、通调三焦，可促进女性内分泌和生殖系统功能的改善，有益于卵巢的保养。

用拔罐器将气罐吸附在照海穴上，留罐 5 ~ 10 分钟。

心烦易怒，烘热汗出 ➕ 太冲

肝脏疏泄失常，常致心烦易怒、烘热汗出等症。在太冲穴进行拔罐，可疏肝理气，通调三焦，养护肝脏健康。

用拔罐器将气罐吸附在太冲穴上，留罐 5 ~ 10 分钟。

慢性肾炎

慢性肾炎是慢性肾小球肾炎的简称，表现为面部和下肢水肿，面色苍白或萎黄，恶心，常感吃力、腰酸痛。本病的病因不明，起病前多有上呼吸道感染或其他部位感染，少数慢性肾炎可能是由急性链球菌感染后的肾炎演变而来。

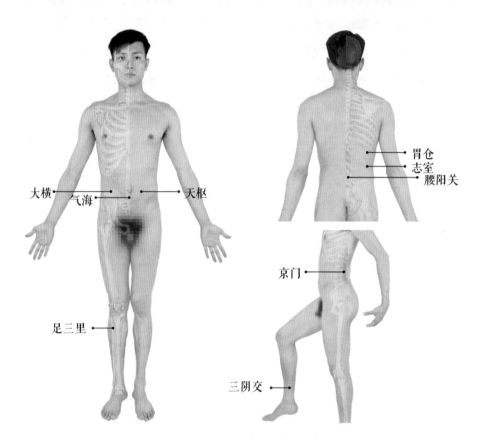

大横　气海　天枢
胃仓　志室　腰阳关
京门
足三里
三阴交

选穴及治疗方法

留罐法、温水罐法		
所选穴位	治疗方法	治疗频率
京门、大横、志室、胃仓、腰阳关	采取闪火法将罐吸附在穴位上，留罐 10 ~ 15 分钟	每日或隔日 1 次
天枢、气海、足三里、三阴交	先将玻璃罐灌入 1/3 的温水，然后用投火法将罐吸拔于穴位上，留罐 5 ~ 10 分钟	每日或隔日 1 次

国医大师解析随症加穴

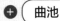

（血压升高，身热面红）➕（曲池）

体内有热时，易出现血压升高、身热面红等症状。曲池穴有清热解表、降血压的功效，可在此穴拔罐以降温、退热，从而平缓降压。

> 用闪火法将小号罐吸附在曲池穴上，留罐5～10分钟。

（腰膝酸软）➕（肾俞）

肾气虚衰，气血不能下达腰膝，濡养腰腿部经脉，而致腰膝酸软。治当益肾助阳，通过在肾俞穴进行拔罐来调理肾气，补肾培元。

> 用投火法将罐吸附在肾俞穴上，留罐5～10分钟。

（小便浑浊）➕（次髎）

脾肾虚损，则脾运化水湿失常。肾主水功能失调，气化失职，体内水液代谢障碍，出现小便浑浊等症状。次髎穴能益气壮阳、补益肾气，肾精充足则气化正常，则小便的生成和排泄也正常。

> 用闪火法将罐吸附在次髎穴上，留罐5～10分钟。

（尿量少，短赤灼热）➕（阴陵泉）

湿热内蕴，困于脾肾，则脾运化水湿失常，肾主水功能失调，气化失职，体内水液代谢障碍，出现尿量少、短赤灼热的症状。阴陵泉穴是足太阴脾经上的合穴，能清利湿热、通经活络，还善于调节脾肾的功能，使水液代谢正常。

> 用闪火法将罐吸附在阴陵泉穴上，留罐5～10分钟。

膀胱炎

膀胱炎是一种常见的尿路感染性疾病，多由于细菌感染引起，过度劳累、受凉、长时间憋尿、性生活不洁也容易诱发此病。膀胱炎最典型的症状是尿频、尿急、尿痛，甚至有急迫性尿失禁，还可能会出现血尿和脓尿。

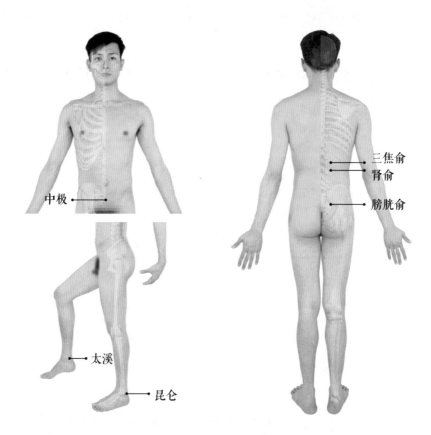

中极

太溪

昆仑

三焦俞
肾俞

膀胱俞

选穴及治疗方法

留罐法		
所选穴位	治疗方法	治疗频率
中极、肾俞、三焦俞、膀胱俞	采取闪火法将罐吸附在穴位上，留罐 10 ~ 15 分钟	每日 1 次
昆仑、太溪	用拔罐器将罐吸附在穴位上，留罐 10 分钟	每日 1 次

国医大师解析随症加穴

(小腹坠胀) + (气海)

中气不足，中气下陷，则小腹坠胀。气海穴为先天元气之海，有培补元气之功，能调补中气，改善气虚气陷之症。

用闪火法将罐吸附在气海穴上，留罐 5 ~ 10 分钟。

(下腹胀满、冷痛) + (关元)

关元穴自古就是养生要穴，它具有培补元气、理气和血等作用，用于治疗元气虚损病症、妇科病症和下焦病症等效果显著。在此穴拔罐，有助于减轻下腹胀满、冷痛症状。

用闪火法将罐吸附在关元穴上，留罐 5 ~ 10 分钟。

(小便不通，腰骶疼痛) + (次髎)

脾肾虚损，则脾运化水湿失常，肾主水功能失调，气化失职，体内水液代谢障碍，出现小便不通、腰骶疼痛等症状。次髎穴能益气壮阳、补益肾气，肾精充足则气化正常，则小便的生成和排泄也正常。

用闪火法将罐吸附在次髎穴上，留罐 5 ~ 10 分钟。

(尿赤灼痛) + (阴陵泉)

湿热内蕴，困于脾肾，则脾运化水湿失常，肾主水功能失调，气化失职，体内水液代谢障碍，出现尿赤灼痛的症状。阴陵泉穴是足太阴脾经上的合穴，能清利湿热、通经活络，还善于调节脾肾的功能，使水液代谢正常。

用闪火法将罐吸附在阴陵泉穴上，留罐 5 ~ 10 分钟。

尿道炎

尿道炎的主要症状为尿频、排尿灼痛和血尿。急性期男性可有尿道分泌物，开始为黏液性，后为脓性，耻骨上区和会阴部有钝痛，可见尿道口发红。转为慢性时表现为尿道刺痛和排尿不适，尿道分泌物减少，呈稀薄浆液状。

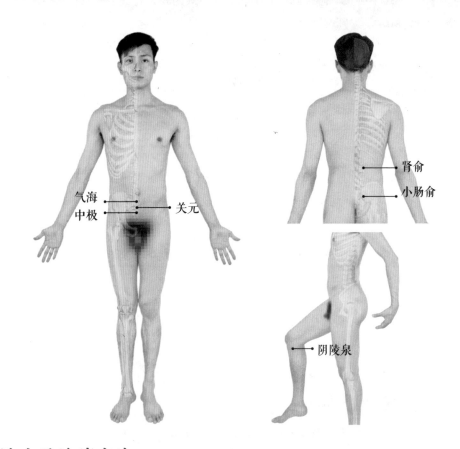

气海
中极
关元
肾俞
小肠俞
阴陵泉

选穴及治疗方法

留罐法、针罐法		
所选穴位	治疗方法	治疗频率
气海、阴陵泉	采取闪火法将罐吸附在穴位上，留罐 5 ~ 10 分钟	每日 1 次
关元、中极、肾俞、小肠俞	将毫针快速刺入穴位皮下，待得气后留针拔罐，用闪火法将罐吸拔在穴位上，留罐 5 ~ 10 分钟后起罐取针	每日 1 次

国医大师解析随症加穴

小便不利 ⊕ 膀胱俞

肾气的固摄和气化功能失常，则膀胱的气化失司，开合失权，可出现小便不利等症状。膀胱俞穴能清热、利尿，主治泄泻、便秘、遗精、遗尿等病症。

> **用闪火法将罐吸附在膀胱俞穴上，留罐 5 ~ 10 分钟。**

尿赤浑浊 ⊕ 次髎

湿热困于脾肾，则脾运化水湿失常，肾主水功能失调，气化失职，体内水液代谢障碍，出现尿赤浑浊等症状。次髎穴能益气壮阳、补益肾气，肾精充足则气化正常，则小便的生成和排泄也正常。

> **用闪火法将罐吸附在次髎穴上，留罐 5 ~ 10 分钟。**

尿中带血 ⊕ 血海

肝郁气滞，气滞血瘀，瘀滞膀胱，血行不畅，则尿中带血。血海穴有健脾化湿、调经统血、行血活血的功效，可改善膀胱血液运行，使尿液排出顺畅。

> **用闪火法将罐吸附在血海穴上，留罐 5 ~ 10 分钟。**

阴部潮湿，分泌物臭秽 ⊕ 三阴交

湿热内蕴，下注于阴部，则阴部潮湿、分泌物臭秽。三阴交穴有健脾利湿、补益肝肾的功效，能改善脾肾功能，使体内水液代谢正常，邪有出路。

> **用闪火法将罐吸附在三阴交穴上，留罐 5 ~ 10 分钟。**

前列腺炎

急性前列腺炎有发热、畏寒、厌食、乏力等全身症状，同时有尿急、尿频、排尿困难、血尿及腰骶部、会阴部和耻骨上区疼痛等症状。慢性前列腺炎患者排尿结束或晨起尿道口常有稀薄水样物或乳白色分泌物溢出，前列腺肿大、压痛。

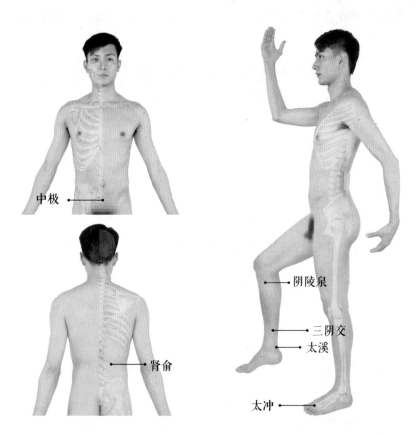

中极

肾俞

阴陵泉

三阴交

太溪

太冲

选穴及治疗方法

留罐法		
所选穴位	治疗方法	治疗频率
中极、肾俞、阴陵泉、三阴交、太溪、太冲	采取闪火法将罐吸附在穴位上，留罐5～10分钟	每日1次

国医大师解析随症加穴

下腹坠胀 ➕ 气海

中气不足，中气下陷，则下腹坠胀。气海穴为先天元气之海，有培补元气之功，能调补中气，改善气虚气陷之症。

用闪火法将罐吸附在气海穴上，留罐 5 ~ 10 分钟。

遗精，阳痿 ➕ 关元

关元穴自古就是养生要穴，它具有培补元气、理气和血等作用，用于治疗元气虚损病症、妇科病症和下焦病症等效果显著。在此穴拔罐，有助于改善遗精、阳痿等病症。

用闪火法将罐吸附在关元穴上，留罐 5 ~ 10 分钟。

腰骶冷痛，乏力 ➕ 命门

命门之火为人身阳气之根本，当命门火衰时，其对机体各脏腑组织的推动、温煦作用会减弱，从而出现腰骶冷痛、乏力的症状。在命门穴拔罐，可以培元固本、温肾助阳，使命门之火旺盛，增强其对机体的温煦作用。

用投火法将罐吸附在命门穴上，留罐 5 ~ 10 分钟。

小便不畅，烦热口渴 ➕ 膀胱俞

膀胱湿热内蕴，肾气的固摄和气化功能失常，则膀胱的气化失司，开合失权，可出现小便不畅、烦热口渴等症状。膀胱俞穴能清热、利尿，主治泄泻、便秘、遗精、遗尿等病症。

用闪火法将罐吸附在膀胱俞穴上，留罐 5 ~ 10 分钟。

早泄

早泄轻者为当阴茎插入阴道内不足2分钟，双方均没有达到性满足时即射出精液；重者则表现为男女身体刚刚接触，阴茎还没插入阴道，或刚进入或进入阴道仅抽送数次即射精，并伴有头晕耳鸣、腰膝酸软、失眠，或口苦胁痛、烦闷纳呆等症状。

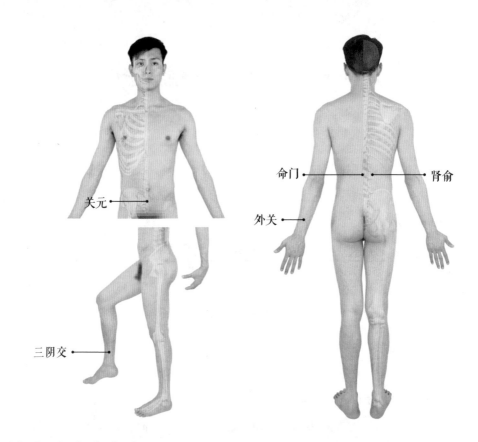

关元
命门
肾俞
外关
三阴交

选穴及治疗方法

留罐法		
所选穴位	治疗方法	治疗频率
关元、外关、肾俞、命门、三阴交	采取闪火法将罐吸附在穴位上，留罐 5 ~ 10 分钟	每日 1 次

国医大师解析随症加穴

头晕，失眠 ➕ 内关

心气不足，其行血之功能受到影响，则出现头晕、失眠的症状。内关穴能补益心气、活血通络，助心行血则气血运行通畅，病痛减轻。

用拔罐器将气罐吸附在内关穴上，留罐 5 ~ 10 分钟。

神疲倦怠，纳差 ➕ 脾俞

脾气虚弱，脾失健运，可表现为纳差；脾失健运，体内水湿运化受阻，则神疲倦怠。脾俞穴能健脾和胃利湿，调理脾胃功能，促进营养物质消化吸收和人体水液代谢，维持体内水液代谢的平衡。

用闪火法将罐吸附在脾俞穴上，留罐 5 ~ 10 分钟。

腰膝酸软 ➕ 志室

肾气虚衰，气血不能下达腰膝而濡养腰腿部经脉，致腰膝酸软。治当益肾助阳，通过在志室穴进行拔罐来调理肾气，补肾利湿、强健腰膝。

用投火法将罐吸附在志室穴上，留罐 5 ~ 10 分钟。

阴囊潮湿，小便黄赤 ➕ 阴陵泉

湿热内蕴，困于脾肾，则脾运化水湿失常，肾主水功能失调，气化失职，体内水液代谢障碍，出现阴囊潮湿、小便黄赤的症状。阴陵泉穴是足太阴脾经上的合穴，能清利湿热、通经活络，还善于调节脾肾的功能，使水液代谢正常。

用闪火法将罐吸附在阴陵泉穴上，留罐 5 ~ 10 分钟。

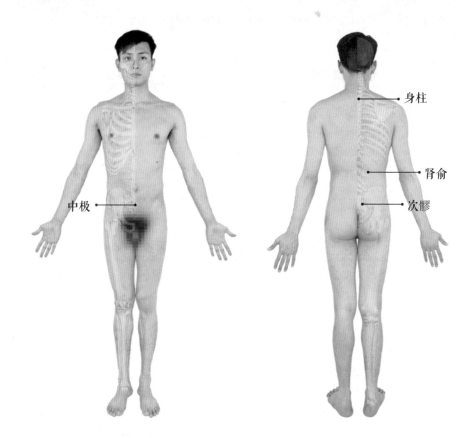

阳痿

阳痿是指性交时阴茎不能勃起或举而不坚，不能进行性交的一种性功能障碍。多数阳痿为神经系统功能失常引起，称为功能性阳痿。因肿瘤、损伤、炎症、生殖器发育不全或损伤、疾病等引起的阳痿，被称为器质性阳痿。

身柱

肾俞

次髎

中极

选穴及治疗方法

针罐法		
所选穴位	治疗方法	治疗频率
肾俞、次髎、身柱、中极	对所选穴位进行常规消毒后，将毫针快速刺入穴位皮下，待得气后留针拔罐。用闪火法将罐吸拔在穴位上，留罐 5 ～ 10 分钟后起罐取针	每日 1 次

国医大师解析随症加穴

(失眠多梦) ➕ (心俞)

心气不足，则无力推动血液循环，易致失眠多梦等症。可选用具有调补心气、益气养血作用的心俞穴进行拔罐，以改善心脏血液循环，使心脏气血运行通畅。

用闪火法将罐吸附在心俞穴上，留罐 5 ～ 10 分钟。

(时有滑精，面色苍白) ➕ (命门)

精气亏虚，命门火衰，导致宗筋失养而弛纵，发为阳痿，时有滑精，面色苍白。在命门穴拔罐，可以培元固本、温肾助阳，使命门之火旺盛，增强其对机体的温煦作用。

用投火法将罐吸附在命门穴上，留罐 5 ～ 10 分钟。

(腰膝酸软) ➕ (志室)

肾气虚衰，气血不能下达腰膝而濡养腰腿部经脉，致腰膝酸软。治当益肾助阳，通过在志室穴进行拔罐来调理肾气，补肾利湿、强健腰膝。

用投火法将罐吸附在志室穴上，留罐 5 ～ 10 分钟。

(阴囊潮湿，小便黄赤) ➕ (阴陵泉)

湿热内蕴，困于脾肾，则脾运化水湿失常，肾主水功能失调，气化失职，体内水液代谢障碍，出现阴囊潮湿、小便黄赤的症状。阴陵泉穴是足太阴脾经上的合穴，能清利湿热、通经活络，还善于调节脾肾的功能，使水液代谢正常。

用闪火法将罐吸附在阴陵泉穴上，留罐 5 ～ 10 分钟。

遗精

遗精是指不因性交而精液自行外泄的一种性功能障碍性疾病。有梦而遗精者称为"梦遗";无梦而遗精者,甚至清醒的时候精液自行流出者称为"滑精"。劳心太过,郁怒伤肝,恣情纵欲,嗜食醇酒厚味,均可影响肾的封藏而遗精。

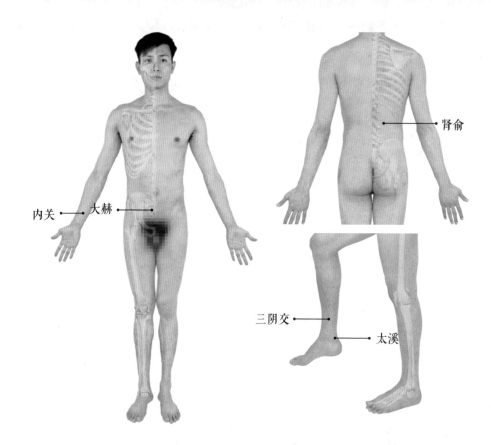

选穴及治疗方法

留罐法		
所选穴位	治疗方法	治疗频率
大赫、肾俞、内关、三阴交、太溪	采取闪火法将罐吸附在穴位上,留罐5~10分钟	每日1次

国医大师解析随症加穴

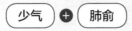

少气 ＋ 肺俞

肺主一身之气，有主持、调节全身各脏腑之气的作用，肺通过呼吸而参与气的生成和调节气机的作用。肺气不足，或病邪犯肺，则会影响呼吸功能，出现少气等症状。肺俞穴能调补肺气，助肺发挥其主司呼吸之功能。

用闪火法将罐吸附在肺俞穴上，留罐 5 ～ 10 分钟。

遗精频作，尿赤浑浊 ＋ 次髎

肾气虚或肾阳虚，则下元虚惫，精关不固，致遗精频作；肾虚则肾主水功能失调，气化失职，体内水液代谢障碍，出现尿赤浑浊等症状。次髎穴能益气壮阳、补益肾气，肾精充足则气化正常，小便的生成和排泄也正常。

用闪火法将罐吸附在次髎穴上，留罐 5 ～ 10 分钟。

自汗 ＋ 足三里

气虚，气的固摄作用减退，必将导致机体阴阳、气血、津液耗散，则精滑不禁，自汗出。足三里穴是所有穴位中最具养生保健价值的穴位之一，能扶正培元、升降气机，增强气的固摄作用。

用闪火法将小号罐吸附在足三里穴上，留罐 5 ～ 10 分钟。

头晕目眩，耳鸣健忘 ＋ 太溪

肾阴亏虚，则阴虚而火旺，相火偏盛，扰动精室，精液自出，发为遗精、头晕目眩、耳鸣健忘。太溪穴有滋阴益肾、壮阳强腰的功效，善于治疗肾脏疾病，以及五官等方面的病症。

用拔罐器将气罐吸附在太溪穴上，留罐 5 ～ 10 分钟。

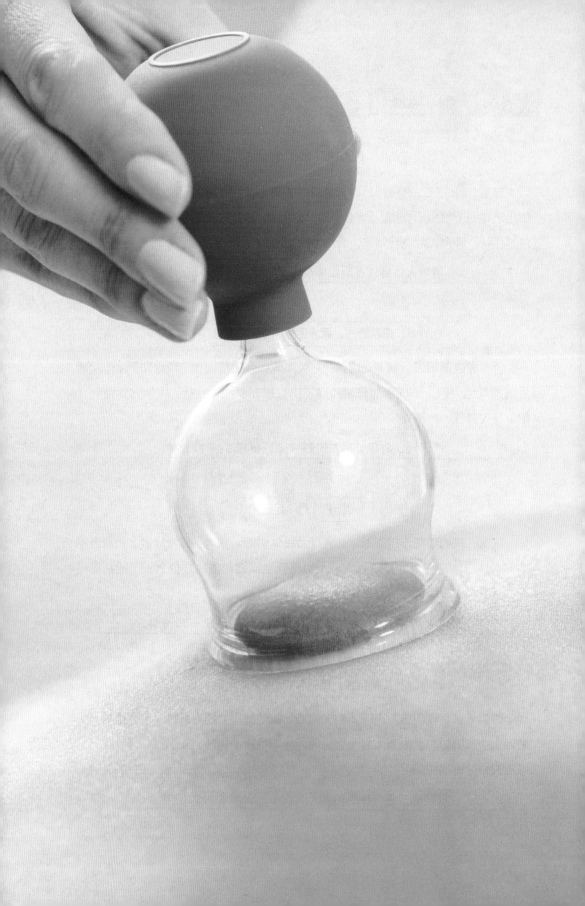